小児科医が伝えたい

起立性調節障害

きりつせいちょうせつしょうがい

症状と治療

昭和大学保健管理センター所長・教授
昭和大学病院小児科教授
田中大介

徳間書店

まず確認してみよう！

起立性調節障害の症状
身体的チェックリスト・11項目

＊該当するものは、「□」にチェック〈✓〉を入れましょう。

次のチェックリストは、起立性調節障害の子どもによくみられる身体症状です（小児心身医学会のガイドライン〈第3版〉による）。3つ以上あてはまるか、あるいはふたつであっても起立性調節障害が強く疑われる子どもには、適切な対応が必要です。ぜひ、本書を参考にしてください。

①立ちくらみ、あるいはめまいを起こしやすい……□

②立っていると気持ちが悪くなる、ひどくなると倒れる……□

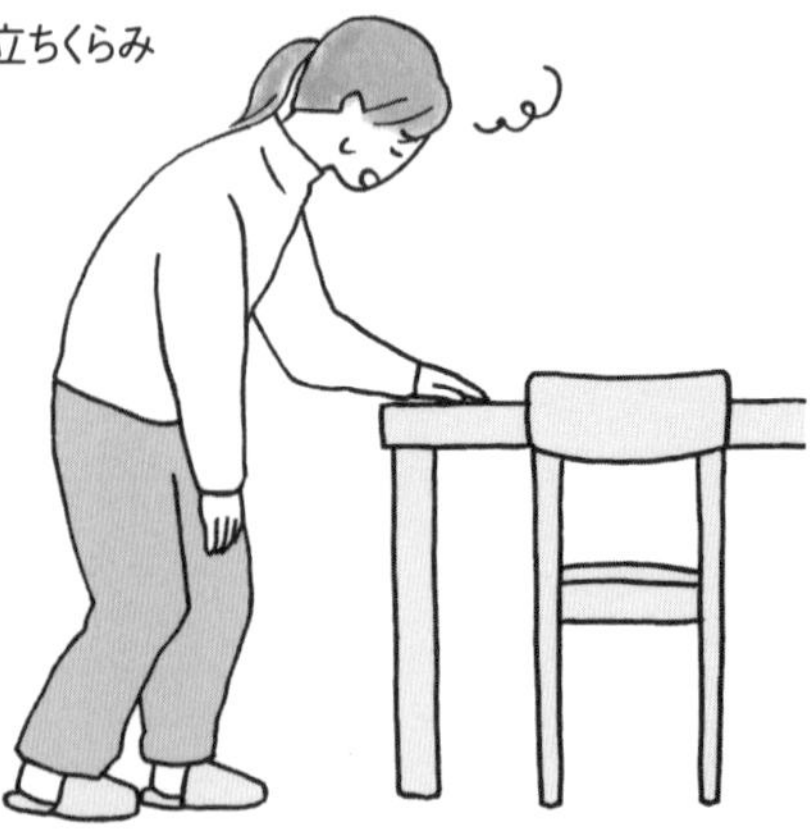
立ちくらみ

③入浴時、あるいは嫌なことを見聞きすると
気持ちが悪くなる……□
④少し動くと動悸《どうき》、あるいは息切れがする……□
⑤朝なかなか起きられず、午前中調子が悪い……□
⑥顔色が青白い……□
⑦食欲不振……□
⑧臍疝痛《さいせんつう》※をときどき訴える……□
⑨倦怠《けんたい》、あるいは疲れやすい……□
⑩頭痛……□
⑪乗り物に酔いやすい……□

※＝おへその周りの腹痛

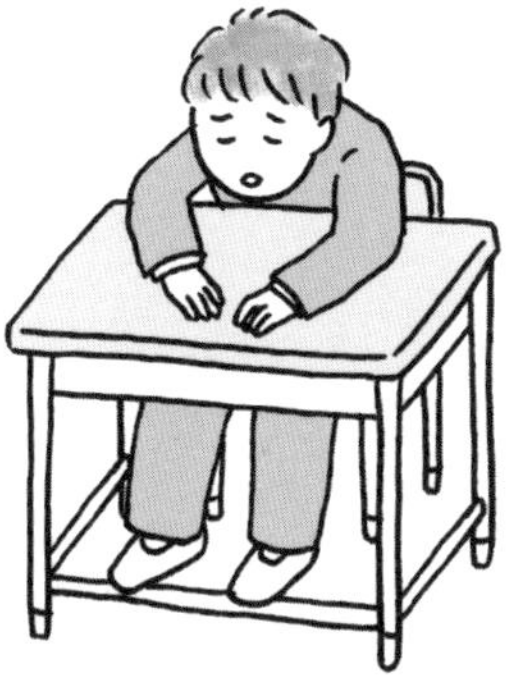

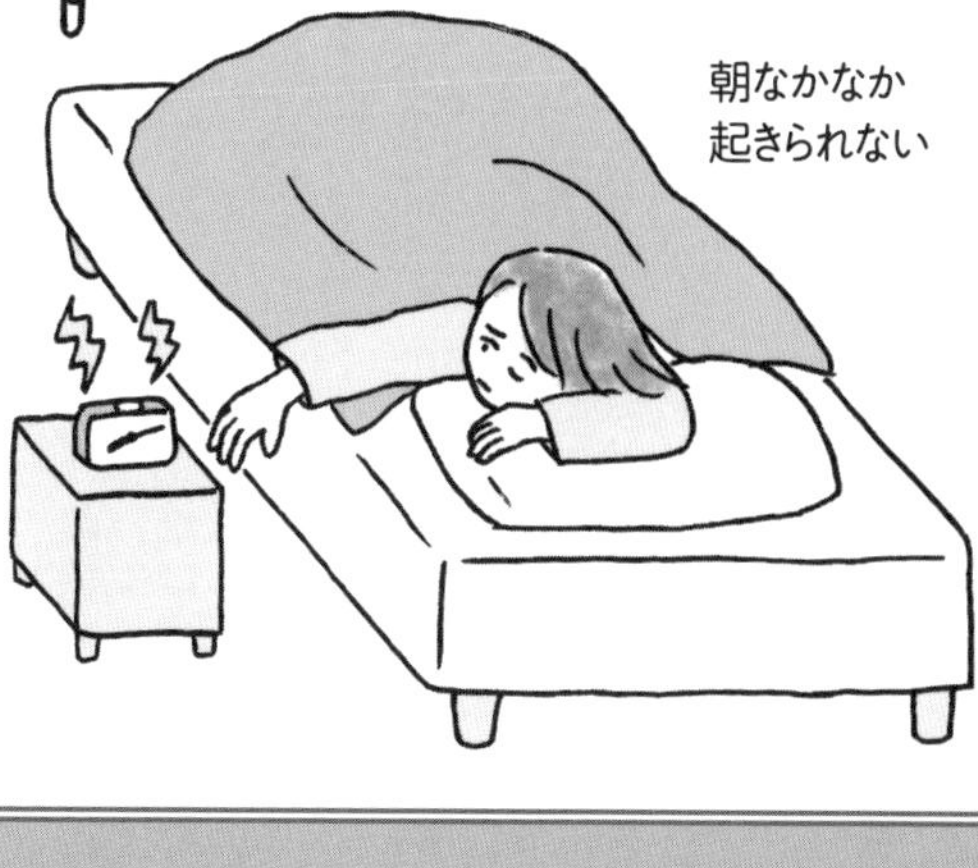

はじめに

私は2016年に、前著『やさしくわかる子どもの起立性調節障害』（洋泉社）を発刊する機会をいただきました。それから7年あまりが過ぎ、以前に比べると、起立性調《きりつせいちょう》節障害《せつしょうがい》（Orthostatic Dysregulation＝OD）は、学校や社会においても知られるようになりました。多くの専門家の研究や種々の社会的な活動により、起立性調節障害への取り組みは少しずつ前進しています。しかし、家庭や学校では、まだ多くの課題も残されています。これらを踏まえてこの度、前著に加筆・修正を加えたリニューアル版として、本書を発刊することになりました。

中学生の約1割にみられる起立性調節障害は、我が国では毎年新たに約10万人が発症しています。ほとんどは高校生の間に改善しますが、特効薬はなく、発症から改善までに数年かかることも多く、子どもたちの日常に大きな影響を与えています。朝、起きられなくなり、学校に行きたくても行けないにもかかわらず、「怠《なま》け」「サボり」と誤解され、つらく理不尽な思いをしている子どもも少なくありません。

経過が長引くと、将来が見えなくなり、自暴自棄《じぼうじき》になったり、孤独感に陥《おちい》ったり、自尊感情が著《いちじる》しく低下することも少なくありません。また、睡眠リズムの乱れ、体力不足、さらには勉強への不安やあせりも生じます。しかし、それがわかっていても簡単にはどうにもできないのが現実で、だからこそ周囲の理解とフォローが必要不可欠なのです。

本書は、おもに起立性調節障害の子どものご家族、学校関係のみなさま向けにまとめました。疾患のメカニズムや実態、家庭や学校での本症との向き合いかたのノウハウなどをお伝えしました。さらに学校や医療関係者のみなさまに、ご理解、ご協力願いたいことも記しています。

起立性調節障害でつらい思いをし、不安を感じている子どもには、家庭内外でホッと息がつける「居場所」が必要です。家族はもちろん、私たち周囲の大人は、まずは子どもの話を聞いて、うなずき、心を寄せ、ぜひ、「味方」になることが大切だと思います。

本書が、少しでもその一助となり、子どもたちやご家族の笑顔を取り戻すきっかけになれば、小児科医冥利《みょうり》に尽きます。

昭和大学保健管理センター所長・教授　昭和大学病院小児科教授　田中大介

◉目次

第2章 朝、起きられなくなる体のメカニズム

第3章 起立性調節障害はどうやって治療するか

第4章　起立性調節障害の子どもは、なにがつらいのか

第5章　実践！　起立性調節障害の具体的な対処策

保護者の方に注目していただきたいこと……168

第1章

起立性調節障害にかかった7人のケース

人それぞれの経過をたどる起立性調節障害の実態

本章では、私の診療にいらした起立性調節障害の患者さんについてお話ししたいと思います。ご紹介する7人は、経過の途中では、くじけそうになったり、自暴自棄《じぼうじき》になったり、自尊感情が著《いちじる》しく低下したこともありましたが、長い時間がかかりながらも症状が改善し、今、それぞれの道を歩んでいます。

起立性調節障害の患者さんの経過は、**100人いたら100通りあり、対応も100通り**となります。個人の体質や環境、病状などを確認し、それに合った医療（「**テーラーメイド医療**」）を行なう必要があります。そのためには、医療機関のみならず学校や家庭でも対応が求められます。周囲の大人は、まず、子どもの言葉に耳を傾け、状況を把握し、その子どもに合った対応が必要です。本章を読んでいただき、その様子をお伝えできれば幸いです。

起立性調節障害の子どもは、中学卒業後数年で（おもに高校生のときには）、改善傾向を認めることが多いのですが、**具合が悪い期間は、自分のペースで生活し、そのとき、**

そのときにできることをして前に進むことが大切です。無理をするのは、どしゃぶりの雨のなか、急な登り坂をダッシュで登るようなものです。雨宿りをして、天気が落ち着いたら、ゆっくりと休みながら歩き出し、やがて自分のリズムで走り出し、走りかたも臨機応変に変えていくマラソンをイメージして進むことが大切です。

そのような生活を続けるなかで、子どもは、自分らしさを見つけることができ、病気を乗り越え、思いがけず、かえって素晴らしい方向に進展するケースもあります。子どもたちの未来と夢は無限大で、目指す道も100通りあるといえます。私は、そんな可能性を秘めた子どもたちに、心からエールを送りたいと思っています。

ケース1
母親の「安全基地」から自立する青年期へ

小学5年生・Aくん（男子）

《診断》体位性頻脈症候群、血管迷走神経性失神

Aくんは、小学5年生の秋からめまいに苦しむようになり、お母さんと一緒に私の外来診療に来院されました。巻頭で紹介した「身体的チェックリスト」で確認すると、11項目すべてに該当し、新起立試験（63ページ参照）を行なったところ、起立性調節障害のサブタイプ（66ページにて詳述）は体《たい》位《い》性《せい》頻《ひん》脈《みゃく》症《しょう》候《こう》群《ぐん》と血《けっ》管《かん》迷《めい》走《そう》神《しん》経《けい》性《せい》失《しっ》神《しん》の診断となりました。立っていることがつらく、また、乗り物酔いにも困っていました。卒業式の練習では、立っているのがとてもつらかったそうです。

中学生になると、吹奏楽部に入ってホルン担当になりました。新型コロナウイルスがまん延した時期は授業がオンラインになり、授業への参加もしやすくなりました（起立性調節障害の患者さんにとっては、登校の負担が減ったコロナ渦での生活は、気持ち的にも過ごしやすく、学業にも有利に働いた一面があったと思います）。

コロナ禍が明けると、登校と同時に部活も再開しました。Aくんは、ホルンを頑張りながら中学生活を過ごしました。文化祭やクリスマスコンサートなどの演奏会に参加しましたが、その一方で、体調は必ずしも十分改善したとはいえず、登校は午前の途中からになることも少なくありませんでした。

高校進学を考える時期は、いろいろと悩みました。体を優先するか、やりたいことを優先するか、進学後の体調はどうなるだろう……。考えた結果、芸術系の単位制高校に進学しました。体調と、やりたいことの両方を考慮した選択でした。

高校入学後も自分のペースで通学する日が続いています。

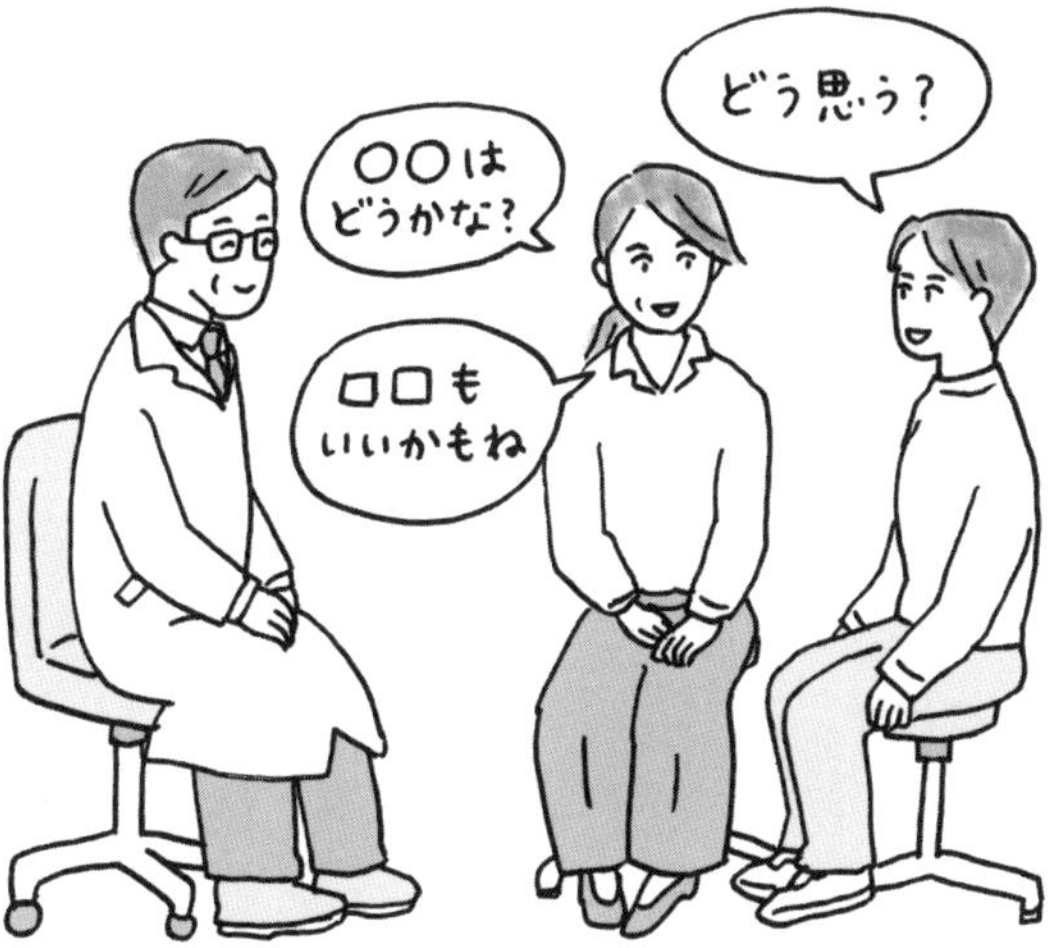

Aくんのお母さんは、はじめからいつもAくんの気持ちを尊重しているように伺えます。Aくんは、ときにお母さんに意見を求めたりしますが、**お母さんは聞き手に回り、Aくんが話しやすい環境をつくり、Aくんの「安全基地」（詳しくは172ページ参照）のような存在になっている**ようです。お母さん自身にも、きっと心配や不安もあると思いますが、いつもやさしく、どんと構えていらっしゃいます。

Aくんは、通院を、「念のため」ということで希望しており、今も続いています。ときどき私に、病気に関する質問を寄せてきて、ときどき難問もありますが、なんとか答えています。すでに5年ほどの通院になります。

最近のAくんは、初診時に比べると、しっかりとした青年の表情を見せるようになってきました。成長したAくんは、きっと起立性調節障害を乗り越え、将来はお母さん、そしてご家族の心強い支えになることと思います。

ケース2

周囲のサポートを受け、勉強を再開

中学1年生・Bさん（女子）

《診断》　体位性頻脈症候群、血管迷走神経性失神、貧血

Bさんは、中学1年生の夏頃から朝起きられなくなり、頭痛も続くため、起立性調節障害の専門外来を受診。起立性調節障害の診断となり、サブタイプは体位性頻脈症候群と血管迷走神経性失神でした。その後も症状が続くため、中学1年の終わりに、お母さんとお姉さんとともに、私の外来診療に来院されました。

Bさんの表情はかたく、お母さんは涙を流しながら経過を話してくださいました。Bさんは診断を受けたとき、自暴自棄になったそうです。本当につらかったことと思います。昼夜逆転生活になっていて、登校できないのに授業料を払っている点からも私立中学に継続して通うことは、家族から反対されていました。しかし、お母さんのサポート

もあり、続けていくことになりました。お母さんはBさんが不憫《ふびん》でならないようでしたが、Bさんは泣くことはあるものの、凛とした目で将来の未知の自分を見据えているようでもありました。

高校進学については、私はBさんに高校には全日制、定時制、通信制など、さまざまな制度があることや、全日制や定時制では3分の1以上欠席すると進級できないこと、**通信制は自分の体調にあったスタイルで勉強ができる**ことなどを伝えました。

あるとき、Bさんは頭痛が続いたため、自宅近くのクリニックを受診したところ、鉄欠乏性貧血が判明しました。貧血の指標であるヘモグロビンの値は6g／dℓで、鉄剤の服用が必要となり、さらに本人と家族の希望もあり、入院して経過を追うこととなりました。念のため、婦人科も受診しましたが明らかな異常はなく、鉄剤の継続服用でヘモグロビンの値は10g／dℓまで改善し、顔色もよくなってきました。

この入院中、私は院内学級のスペシャリストである副島賢和《そえじままさかず》先生（元小学校教諭・学校心理士・現昭和大学准教授）に、Bさんと面談する時間をとってほしいとお願いしたところ、快く引き受けていただきました。そして、お母さん、お姉さん、私も同席し、約30分間の面談を行いました。

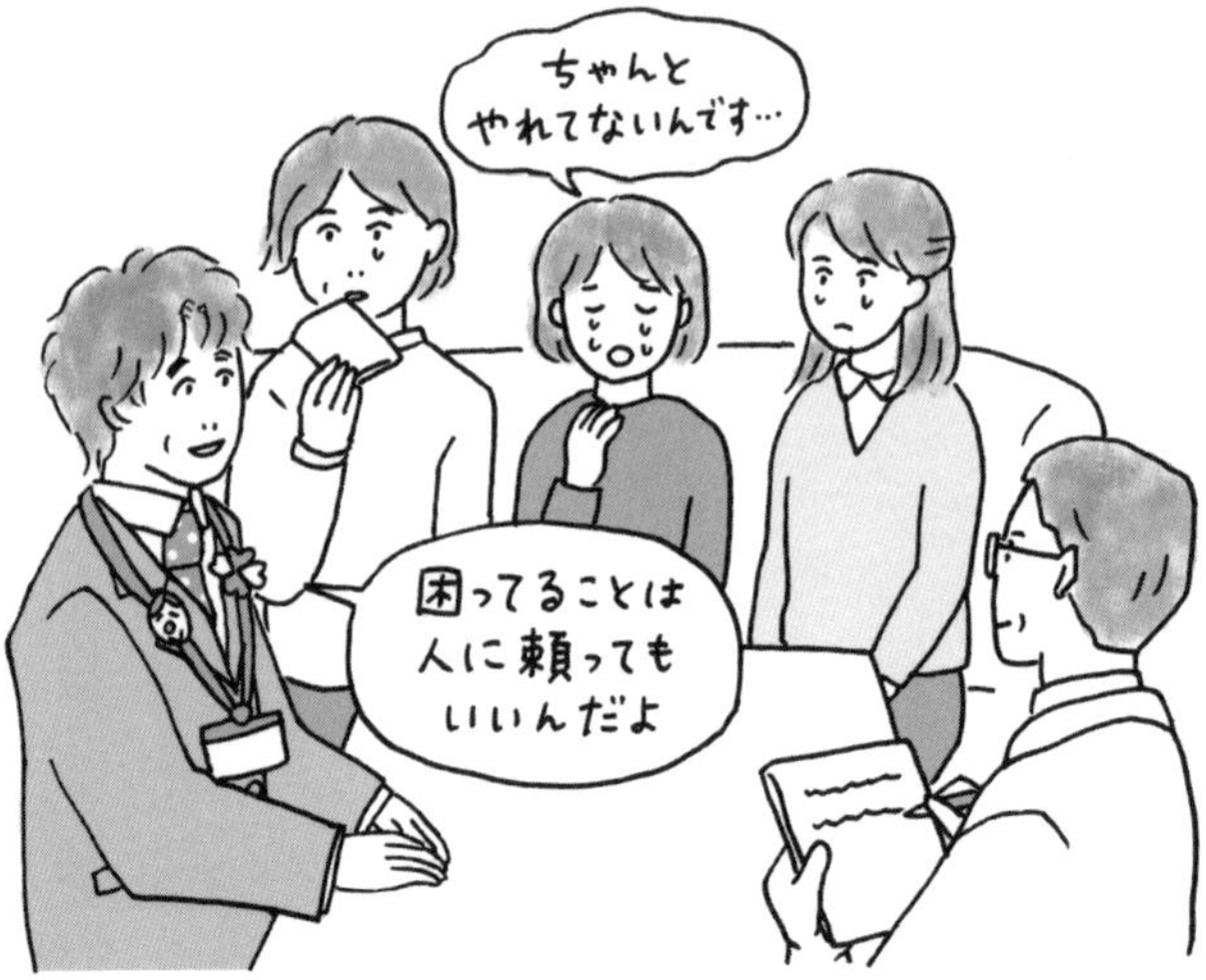
ちゃんと
やれてないんです…
困ってることは
人に頼っても
いいんだよ

副島先生は、Ｂさんの困っていることやつらさを可能な限り聞いてくれました。Ｂさんは、「**自分はちゃんとやれていない……みんなは頑張っているのに自分だけ頑張っていない……**」と話しながら頬には涙が流れていました。妹の体調不良をなかなか信じられなかったお姉さんも、妹の顔をのぞき込み、一緒に涙を流していました。

学校の先生は、Ｂさんのために、授業のプリントなどを届けてくれることがあり、そのとき、おそらくＢさんのつらさを気遣って「勉強をしなくてもいいんだよ」と言ってくれたとのことでした。しかし、副島先生は、「**勉強はやってもいいんだよ。教科書を眺めているのでも勉強だよ！　わからないことは**

周りの人に聞いていいんだよ」と伝えました。

副島先生が、このようにBさんに告げたのは、子どもにとって勉強は大変かもしれないけど、勉強をしない状況が続けば、それは不安につながっていくことを見据えてのことだと思いました。具合が悪いときでも、今の自分にできる範囲のことを行なうことの大切さ、そして周囲の人に頼ってもよいことを伝え、それらを行なわないと、自分自身が「ちゃんとやれていない」と思うようになってしまう、ということを気づかせるお話だったと思います。長年、院内学級で多くの子どもたちと接してきた副島先生ならではの深い言葉でした。

副島先生との話が終わり、Bさんは面談室から出た瞬間、お母さんに「よかった」と言っているのが聞こえました。Bさんとご家族の心に副島先生の言葉が深く伝わったのだと思います。

Bさんは中学3年になると、週に3〜4回、夕方から通学できるようになりました。高校は県立の全日制に進み、アルバイトも始め、学校生活を楽しむことができました。徐々に活動量も増え、25を超えていたBMI（Body Mas Index）は、22前後となりました。大学は、希望していた法学部に進学しました。

現在は、体調は落ち着いていますが、ときどき来院して近況を話してくれています。就職活動をしている最中とのことですが、きっと自分のペースでコントロールして歩んで行けることでしょう。Bさんは自分の病気の経験を、起立性調節障害の「親の会」（169ページで詳述）などで伝えたいと話してくれています。

Bさんは当初、お姉さんにつらさを信じてもらえませんでしたが（起立性調節障害を知らなければ、当然かもしれません）、**常にお母さんが味方となり、周囲のフォローを受けながら、自分の体調管理を目指していきました。**そこには自分の道を静かに模索するような健気《けなげ》さがありました。

一時は、なかなか思うように行かず、あきらめの気持ちから無力感を感じていた（「**学習性無力感**」110ページで詳述）かもしれませんが、自分の体調を知り、今できることを確認し、それを継続することで心の健康を取り戻しました。

また、副島先生の「勉強はやってもいいんだよ」という言葉は、Bさん自身の存在意義を証明するうえでも、とても大切なひと言だったと思います。

ケース3
病気を受け入れ、新たな自分の道を切り開く

中学1年生・Cくん（男子）

《診断》体位性頻脈症候群、血管迷走神経性失神、頭痛

私が登壇した通信制高校での起立性調節障害の講演会に、Cくんのご両親が参加され、それをきっかけに、Cくんは中学1年生の2月、ご両親とともに来院されました。

Cくんは、中学入学当初は陸上部に所属し、市内の大会で400メートルリレーのアンカーを務め、優勝したという元気なスポーツマンでした。しかし、1年生の夏休み明けから頭痛や腹痛などの体調不良に襲われて朝起きられなくなり、学校を休むように。さらに、年明けからは登校できなくなりました。強い頭痛が続いたため、近医や脳神経外科を受診し、検査や治療を受けました。それでも症状の改善に乏《とぼ》しく、漢方の専門クリニックにも受診したとのことでした。

当科での検査は朝起きられないため、入院して行いました。その結果、体位性頻脈症候群と血管迷走神経性失神の診断となりました。

治療生活を進めていくうえで、Cくんにとってはご両親の見守りが支えになっていました。お父さんは頼りになりそうな方で、ほぼ毎回の診療に付き添って来院してくださ

り、私自身も親近感を覚えました。口数が多い方ではありませんが、Cくんを温かく見守っていました。

Cくんは、通信制高校に進学しました。前述したご両親が講演会に参加した高校です。自分の体調のリズムに合わせて学校に通い、1年生の夏には再び陸上部に入部し、ウオーキングや自転車にも乗るなど、高校生活を楽しんでいるようでした。

外来を重ねるうちに、徐々に体調も改善し、やがて高校2年生の8月に本人が「もう大丈夫」と言ってくれました。

私は、起立性調節障害の子どもが、「大丈夫」と言ってくれるときは、次のふたつの点がクリアできるようになった証《あかし》だと思っています。ひとつは「**症状が出ないような予防策を会得《えとく》したこと**」、もうひとつは、「**もし、体調不良になった場合でも、その対処法を知っていて、これまでにも何度かその対処法で回復した経験があること**」です。Cくんも、長い道のりのなかで、それが身についたのだと思います。

私は、「これで私の外来は終了とします。でも、具合が悪くなったり、何か質問がある場合は、また来院してくれてOKですよ」と伝えましたが、Cくんのようにふたつのクリアができた患者さんは、まず来院することはありません。

その後、Cくんは通信制高校で開催される起立性調節障害のセミナーで、自分の体験談を話すようになりました。私も聞きましたが、Cくんは自分の体験の大変だったこと、よかったことなどを、実に堂々とわかりやすく話していました。会場の参加者のみなさんも、とても参考になったことと思います。大学は志望の文系の学部に進学しましたが、大学生になってもセミナーで体験談を話す活動を続けています。

スポーツマンだった彼が、体調不良で学校に通えなくなったときのつらさ、失望は計り知れません。しかし、彼自身がそれを受け止め、そしてそのときにできることから始めて対処法を見つけ、その経験が今のような堂々とした自分をもつことにつながったのだと思います。ご家族の支えがあったことは言うに及びません。

ケース4

病気でも好きなことを継続し、成果を実らせる

中学2年生・Dさん（女子）

《診断》体位性頻脈症候群、血管迷走神経性失神、過敏性腸症候群

Dさんは中学1年生の秋頃から過呼吸や下痢、腹痛に悩まされるようになり、中学2年生のゴールデンウィーク明けから悪化し、秋に私の外来診療に来院しました。

Dさんの学校は中高一貫校で、場所は家から近いところにあるものの、通学で少し立っているだけでもつらい、さらには合唱部に入ったものの立っていることができずに退部したなど、起立状態でのつらさを訴えていました。一方、授業中にあてられるのが苦手で、授業にもストレスを感じ、やがて学校に通えなくなり、起きる時間は昼の12時、就寝時間は朝の5時となっていました。

「身体的チェックリスト」（巻頭ページ参照）では7項目に該当しました。**特に嫌なことを見聞きしての気分不良があり、これまで心理面でつらい毎日を過ごしてきたことが考えられ、メンタルサポートが必要不可欠だと感じました。**

入院検査では貧血や甲状腺の異常はなく、新起立試験で体位性頻脈症候群の重症タイプと血管迷走神経性失神の診断となりました。

Dさんは、過敏性腸症候群（IBS）も合併していました。いつトイレに行きたくなるかわからず、不安で外出も減っていました。私はどこかに出かける用事があるときは、通過地点のどこにトイレがあるか事前に調べ、トイレマップをつくっておくことを提案しました。また、昼夜逆転の対策としては、朝起きるために、「朝に何かをする目標をつくるといいよ」と伝えました（後日、本人の希望で猫を飼うようになり、朝、猫がすり寄ってくることで起こされ、昼夜逆転が改善したとの朗報がありました）。

Dさんの趣味は、スマホで絵を描くことでした。私もそのイラストを見せてもらいましたが、素晴らしい構図と色使いに圧倒されました。**学校に通えなくても、そのような自分の好きなことに力を注ぐ活動ができることは、とてもよいことだと思いました。**

中学3年生になり、進学について考える時期になりましたが、Dさんは通っている中高一貫の高校に進むのではなく、通信制高校への進学を検討するようになりました。「学びリンク」（213ページ参照）の合同相談会にも参加し、そこで知った通信制高校が関連している中学生を対象としたフリースクールのような施設に試しに行ってみて、通信制の高校によい印象を受けたようです。一方、体位性頻脈症候群にプロプラノロール塩酸塩という薬を用いたところ、改善が見られ、徐々に学校や勉強への気力もわいてきました。

結局、Dさんは通信制のY学園へ入学を決め、最初は登校しないでオンラインの授業を受けるコースで高校生活をスタートしました。私は、「高校は自分のペースで！」と激励しました。低気圧の影響で体調の悪い日があるものの、自分のペースで勉強を始め、学校からはときどき先生が1時間程度の訪問授業を行なってくれました。

高校1年生の11月の外来診療では体調は大分よくなり、前年の同じ時期と比べても、かなりよくなっていると話してくれました。その後も症状は落ち着き、動悸《どうき》もめまいもほとんどなくなり、大好きなイラストに集中して毎日を送りました。

高校2年生になってからも授業はオンラインで受けましたが、外来診療では表情もやわらかくなり、初診時とは別人のようでした。そしてその日で通院は、終了となりました。この日、お母さんから促《うなが》され、DさんはYouTubeにアップしている自作のイラストを見せてくれました。躍動感のある大変素晴らしい映像作品になっており、私はとても感動しました。

それから、1年近くが過ぎたころ、私はY学園で起立性調節障害のお話をする機会をいただいて行ったところ、そこにDさんがいました。「**今は通えるときは、通っている**」とのことで、制服も板についている様子でした。Dさんは絵を描き続けており、学校でも高評価を得ていました。そして私に、「美大に行くことになりました」と告げてくれました。私はとても嬉しくなりました。

さらに1年が過ぎ、本書で、Dさんの経過をみなさんに伝える原稿を書いてよいか電話で確認したところ、とても明るい声で快諾してくれました。学校は楽しく通えているようでしたが、ときどき体調が悪くなることもあり、「前のような状態に戻ってしまうかもと思うと心配……」と話していましたが、電話では終始元気な声でした。自分の生活のリズムの取りかたを会得しているようでした。

振り返ってみると、Dさんは少し奥手でデリケートな心の持ち主で、起立性調節障害と過敏性腸症候群の合併で、苦労する日が続きました。それでも、**大好きなイラストを描くことをやめず、作品に自分の思いを込め、頑張り続けた結果、美大に合格することができました。**もちろん、それがゴールではなく、今も健康面に気をつけながら、自らのエネルギーで前に進んでいます。

ケース5 長期欠席のなかで宝物と出会い、体調管理も頑張る

中学2年生・Eさん（女子）

《診断》血管迷走神経性失神

Eさんは中学1年の6月頃から体調不良を感じるようになり、近くの病院で起立性調節障害が疑われ、検査入院をしました。その結果、新起立試験では著しい血圧低下と心拍低下を示し、検査中止となったそうです。サブタイプは血管迷走神経性失神でした。

Eさんが私の外来診療に来院したのは、中学2年の頃でした。Eさんは自分の病状を詳しく理解していなかったようなので、改めてサブタイプの説明と、生活のなかでの対応などについてお話ししました。また、昇圧剤の服用を開始しました。

学校は私立の中高一貫校で、自宅から約1時間かかるとのことで、登校は上《のぼ》り電車のため朝のラッシュを避けられない状況でした。私は転学（転校）も考えたほうがいいかもしれない、と遠巻きに提案しました。

夏休みがすぎた日の診療では、転学を決め、以後しばらく**教育相談所で平日の10時から15時までやっているフリースクールに12時頃から通いながら、地元の中学への転学を目指す**とのお話がありました。

その後、ある秋の診療日、お母さんのみが来院されました。実はここ最近、Eさんは調子が悪いとのことでした。フリースクールに気の合う女子大生が研修で来ている間は、具合が悪くても頑張って通っていましたが、研修が終わってからは行けなくなり、最近ではさびしがるようにもなっていました。Eさんは、夜になるとお母さんに漫画を朗読してくれるとのことでした。さらに、お母さんによくさわるようになり、そのようなときは、お母さんも抱っこしてあげたりするとのことでした。私はお母さんに、それはある意味「**赤ちゃん返り**」であり、**お母さんを求めているので、求められる限り続けてあげることをすすめました。**そして、母親だけがもっている掛け替えのない機能（「アタッチメント」詳しくは170ページ参照）についてお伝えしました。

年が明けた1月上旬。お正月はいつもより早く起きられる日があったとのことでした。ここのところ、9～10時頃に起き、調子が出てくるのは12時すぎ。夜は23時頃に床につき、大体眠れるとのことでした。また、フリースクールにも通えそうとのことで、家庭教師の先生が週に1回来てくれるようになったと話してくれました。家庭教師は大学2年生の女性で、Eさんは、「けっこう合ってる！」と、嬉しそうでした。

しかし、2月になるとフリースクールになかなか行けず、行けたのは1カ月に1回のみ。調子が出てくるのは15～18時で、フリースクールは終わっている時間でした。結局、ほとんど行けないまま中学2年生が終わりましたが、家庭教師のほうは続けることができ、いい感じの関係性が続いていていました。

中学3年の4月の診療は、お母さんのみ来院しました。新学期が始まってから、Eさんは調子が悪化していて、気持ちも少し荒れているとのことでした。「なんでこんな病気になってしまったんだろう」「全然よくならない、助けて、助けて」と言い、お母さんもとてもつらそうでした。さらに、Eさんは「クラス替えがあって、知っている子が同じクラスになったけど、全然知らない子だけのクラスのほうがよかったのに」と話したとのことです。また、ある友達にはメールで「修学旅行には来ないんでしょ」と言われたそうです。

ただし、フリースクールは通えていないものの、フリースクールの先生が2〜3週間に1回、家に訪問してくれて、週に2〜3回以上は電話をしてきてくれるとのことでした。家庭教師も継続していました。さらには、鍼治療にも通い始め、そこでは施術を受けつつ、おしゃべりもして、リラックスできている様子とのことでした。

私はお母さんに、「**家庭教師の先生、フリースクールの先生、そして鍼灸《しんきゅう》の先生、これが今のEさんにとっての宝物**、『三種の神器』です」と話しました。そして、「『**今はそれで100点で、ここからまた、次の一歩を考えて行けばOKなんだよ**』とEさんに伝えてください」とお話ししました。

また、私は、活動量が少ない生活が体力低下と症状の悪化を招く「**デコンディショニング**」（詳しくは104ページ参照）を心配していたので、Eさんに、「やっぱり体力って大事だよね……。何か体を動かすことをやってみるといいよ」と伝えました。

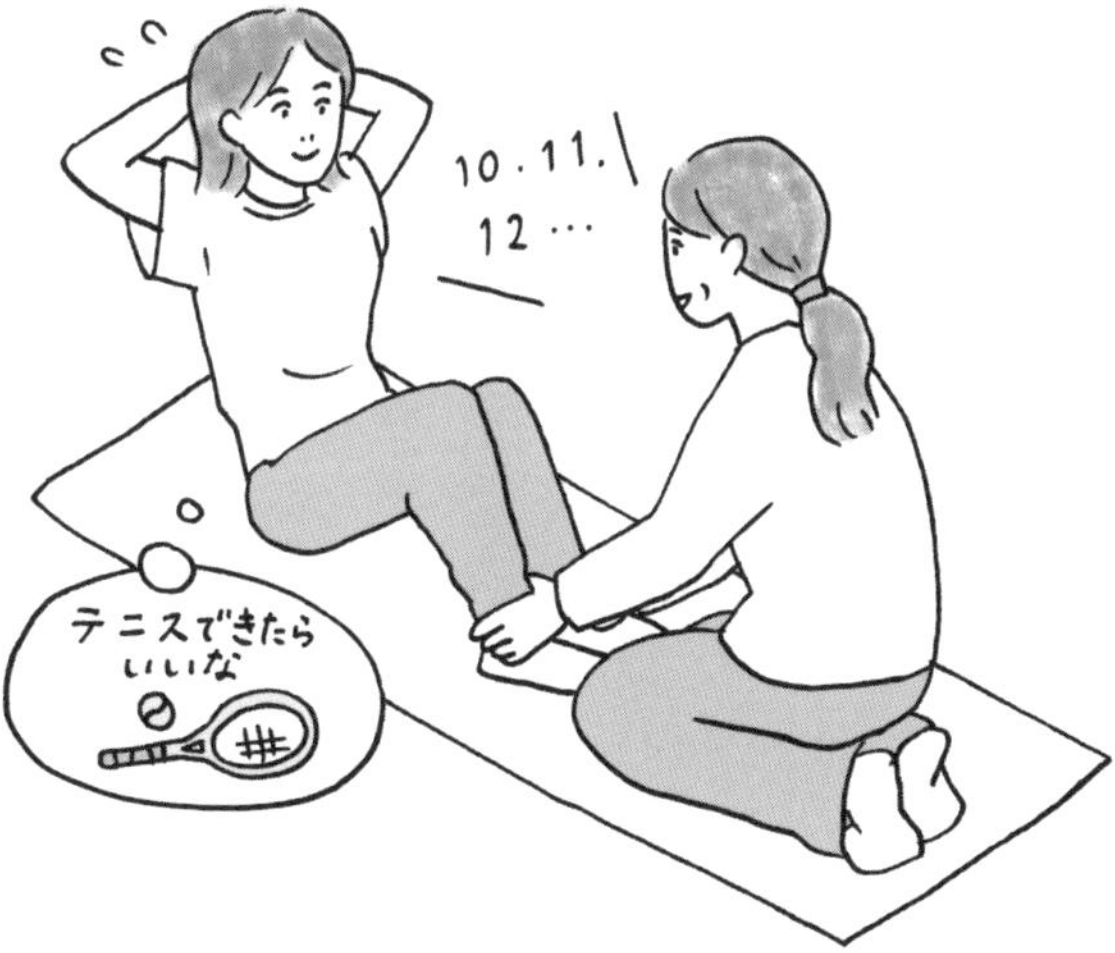

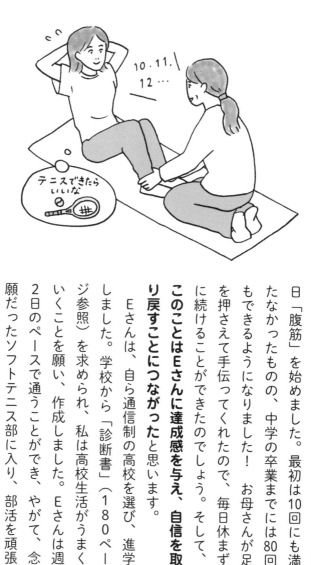

彼女は提案を受け入れてくれ、なんと、毎日「腹筋」を始めました。最初は10回にも満たなかったものの、中学の卒業までには80回もできるようになりました！　お母さんが足を押さえて手伝ってくれたので、毎日休まずに続けることができたのでしょう。そして、**このことはEさんに達成感を与え、自信を取り戻すことにつながった**と思います。

Eさんは、自ら通信制の高校を選び、進学しました。学校から「診断書」（180ページ参照）を求められ、私は高校生活がうまくいくことを願い、作成しました。Eさんは週2日のペースで通うことができ、やがて、念願だったソフトテニス部に入り、部活を頑張り、主将も務めました。

大学には、現役で入学することができました。ちょっと大変な日があるものの、朝から通えていました。入学後、Eさんは、「友達ができました！」と連絡をくれました。よっぽど嬉しかったのでしょう。これまでのような大人の支えとは違う、同世代の友人ができた格別な喜び、そしてそれを待ち望んでいたEさんの気持ちが、私には痛いほどわかりました。学校に通えなかった時期は、孤独を感じていたことと思います。

大学2年生のとき、Eさんはテレビドラマに少しだけ出演しました。私にも「短いシーンなので目をつぶらないで見てください！」と連絡をくれました。ホテルでお客さんを誘導する案内係の役でしたが、有名な女優さんふたりと共演しました。確かに短いシーンでしたが、彼女の長い病気の経過を思うと、堂々と立って歩いている姿を見ただけで、私には感慨深いものがありました。お母さんも「ここまで来るのに7年かかりました」としみじみと、でも嬉しそうに話していました。

Eさんは、起立性調節障害の重症のケースでした。Eさんの心を支えるうえでは、お母さんの存在はいうまでもありませんが、フリースクールの先生、家庭教師の先生、鍼灸の先生の存在は大きく、その出会いはまさに宝物です。そして、**デコンディショニング対策を行なったことで、Eさんの道は大きく広がったのではないかと思います。**

ケース6

歌とともに起立性調節障害を生きる医大生

大学2年生・Fさん（女子）

《診断》体位性頻脈症候群、血管迷走神経性失神、低血圧

Fさんは中学3年生の4月から、突然学校に行けないほど朝起きるのがつらくなり、近医を受診しましたが診断がつきませんでした。本人も家族もとまどい、母親はなんとか学校に通わせようと必死で、本人は精神的にも追い込まれました。食事は1日1食、学校ではサボりの扱いを受け、教師への不信感を抱くようになりました。

なんとか全日制高校に入学したものの、電車やバスでの登校がとてもつらく、遅刻や欠席するとサボりと思われているようでつらい気持ちが続いたそうです。修学旅行には参加できず、卒業に必要な登校日数が足りず、大学受験の直前まで追加登校せざるを得ませんでした。一方、新型コロナウィルスの感染拡大によるリモート授業期間中は心身のコンディションが少し落ち着いていたようでした。

そんなFさんを支えるものは合唱でした。合唱は立って歌うという点からは大変だったかもしれません。しかし、高校の合唱部の仲間たちや先生は、Fさんの心身のつらさ

を受け止めてくれ、大きな支えになりました。朝練は免除、座って練習に参加したり、しんどいときは横になることもできました。

Ｆさん自身、自分は起立性調節障害だと思いながらも、診断がついたのは高校３年生になってからでした。それまで、どれだけ不安な日々が続いていたことか計り知れません。本当によく頑張ってきたと思います。

「**小児科医になって困難に立ち向かう子どもを笑顔にしたい**」との思いから勉強に必死に取り組み、大学は１年の浪人生活を経て医学部に進みました。浪人中は、予備校は朝から通えず２カ月でやめたものの、自分のペースで勉強することができたそうです。ただ、模試当日の朝、突然の体調不良で受けられなかったことは、とてもショックだったそうです（今後も繰り返さないか不安になったことと思います）。

大学１年生は寮生活でしたが、食堂の順番待ちで並んだり、実習中に起立状態が続くと体調不良を認めました。朝の体調不良は続き、気持ちが滅入ってしまう時期もありました。２年に進級してからは自宅から学校までが遠いため、下宿しました。それでも朝は大変で、大きな声ではいえませんが、クリアしなければならない最小限の登校を目指しているようでした（大事な講義や実習の前日は眠れなくなることもあるそうです）。

大学では合唱部に入部し、大学病院で開催されたクリスマスコンサートにも参加し、患者さんに配るクリスマスカードを同級生とともに作成し、患者さんに配りました。Fさんの思いは、きっと多くの患者さんに届いたことと思います。

Fさんは診断まで3年かかり、周囲からの理解に乏しく苦労が続きました。**改めて小児医療における起立性調節障害の早期発見・対応の必要性を強く感じました。**

Fさんは起立性調節障害が十分よくはなっていませんが、自らの経験と合唱を糧に、自分の体調をうまくコントロールしてさまざまな局面を乗り越え、多くの患者さん、子どもたちに寄り添うことのできる医師になってくれることを期待してやみません。

実は、**Fさんのように大学生でも起立性調節障害を認めることがあります。**私の所属大学の学生でも、講義中に気分が悪くなったり、実習中に失神することがときどき見受けられます。2023年に全国の大学の保健室を対象に調査を行なったところ、授業中や実習中、登下校中などに立ちくらみを認めた学生を経験した大学は78%、失神した学生を経験した大学は51%、さらに起立性調節障害のような症状について学生から相談を受けた大学は81%ありました。**しかし、対策を実施している大学は8%に留まっています。**今後、大学生や教員への啓発や対応（「合理的配慮」〈183ページ参照〉を含め）

が強く望まれます。

ケース7
あきらめを迫られた状況から見事に復活

看護専門学校3年生・Gさん（女子）

《診断》体位性頻脈症候群、低血圧

Gさんは、私の所属する大学の看護専門学校3年生の7月に、体調不良が続き、さらに精神面も煩《わずら》っている疑いもあるとのことで、担当の先生から私の勤務している保健管理センターに相談がありました。Gさんと面談したところ、朝の体調不良、実習中に具合が悪くなり、座りたくなるなどと症状を話してくれました。また、内科を受診した際には低血圧と診断され、水分や塩分を摂りながら経過観察となっていました。

Gさんが専門学校に入学した年はコロナ禍で、学校の授業もオンラインの講義が中心になっていましたが、少し感染状況が落ち着いてからは実習が再開となりました。Gさんは病棟での朝の申し送り（入院中の患者さんの夜間の経過を夜勤の看護師さんから日中の看護師さんに伝える）で10分以上立ち続けたり、病棟の実習で立ち続けると体調が悪くなり、**体調が悪ければ、新型コロナウイルスの感染にも注意が必要となるため、早**

退を繰り返さざる得ない状況に陥っていました。

面談でのGさんは、はじめて会う私に病状やつらさがわかってもらえるとは思えず、警戒をしていたのかもしれません。声は小さく、とてもかたい表情でした。面談の途中から頭を伏せたので、私は「大丈夫？」と尋ねると、「大丈夫です」と答えるものの、とてもそうは思えない様子でした。長い座位でも体調不良を認めるので、面談は終了とし、私の外来で検査を行なうことにしました。結果は、体位性頻脈症候群の重症タイプと低血圧の診断となりました。

Gさんは、**起立性調節障害の診断がついたことで、ある意味、ほっとしている様子で、そのときから会話でも笑顔を見せるようになりました。**Gさんは、起立性調節障害について調べ、私に、「もし、人から指摘や質問があったら、このように答えればいいですか？」とレポート用紙にまとめた文章を見せてきました。起立性調節障害を正しく理解することが、自分にも他人にも大切であるということがわかっていたようです。

私は実習指導の先生宛てに診断書を作成して、Gさんへの対応を促しました。また、Gさんには起床時とお昼前に、脈を抑える薬と血圧を上げる薬を処方して経過を追いました。

その後、Gさんは無事、実習を終えることができ、看護の国家試験にも合格。その後、自らの体調を考慮して決めた病院に就職しました。私は、その病院にも診断書を作成しましたが、先方のスタッフの方々は、Gさんを大切にサポートしてくれています。1年経《た》つ頃には、Gさんは、「病棟で患者さんをひとりで担当できるようになってきました！」と、表情明るく嬉しそうに話していました。

Gさんは専門学校3年生のときに、体調不良のうえ、一時は精神疾患も疑われ、卒業をあきらめざるを得ない状況といえました。しかし、**診断がついたことで本人にも、学校側にも進むべき道が見えたと思います**。そのうえでGさんは、しっかりとした対策を行なうことで危機を乗り越えました。看護専門学校で出会った恩師からの温かい応援があったことも、Gさんにとっては大きな支えになっていました。

自分に自信を持てるようになったGさんのこれからが本当に楽しみです。きっと、痛みや苦しみを伴う患者さんに、心から寄り添う看護師さんになることでしょう。

第2章

朝、起きられなくなる体のメカニズム

起立性調節障害が発症するメカニズム

▼血圧や心拍数を調整するのが自律神経

第1章でお話ししたケース紹介で、起立性調節障害のさまざまな状況がおわかりいただけたのではないでしょうか？　起立性調節障害とは「**自律神経の調節がうまくいかず、起立時に体や脳への血流のバランスが悪くなる病気**」ということがいえ、小学校高学年から思春期に発症しやすくなってきます。

ところで、「自律《じりつ》神経」といっても、うまくイメージできないという方がいると思いますので、ここで説明していくことにしましょう。

私たちの体にはすみずみにまで神経が張り巡らされていて、脳から体の各器官への命令を伝えています。この神経のシステムを表したのが、次ページにある図です。

私たちの神経のシステムは、中枢《ちゅうすう》神経と末梢《まっしょう》神経に大きく分けることができます。

そして末梢神経は、体性《たいせい》神経と自律神経に分かれます。

人体の神経システム

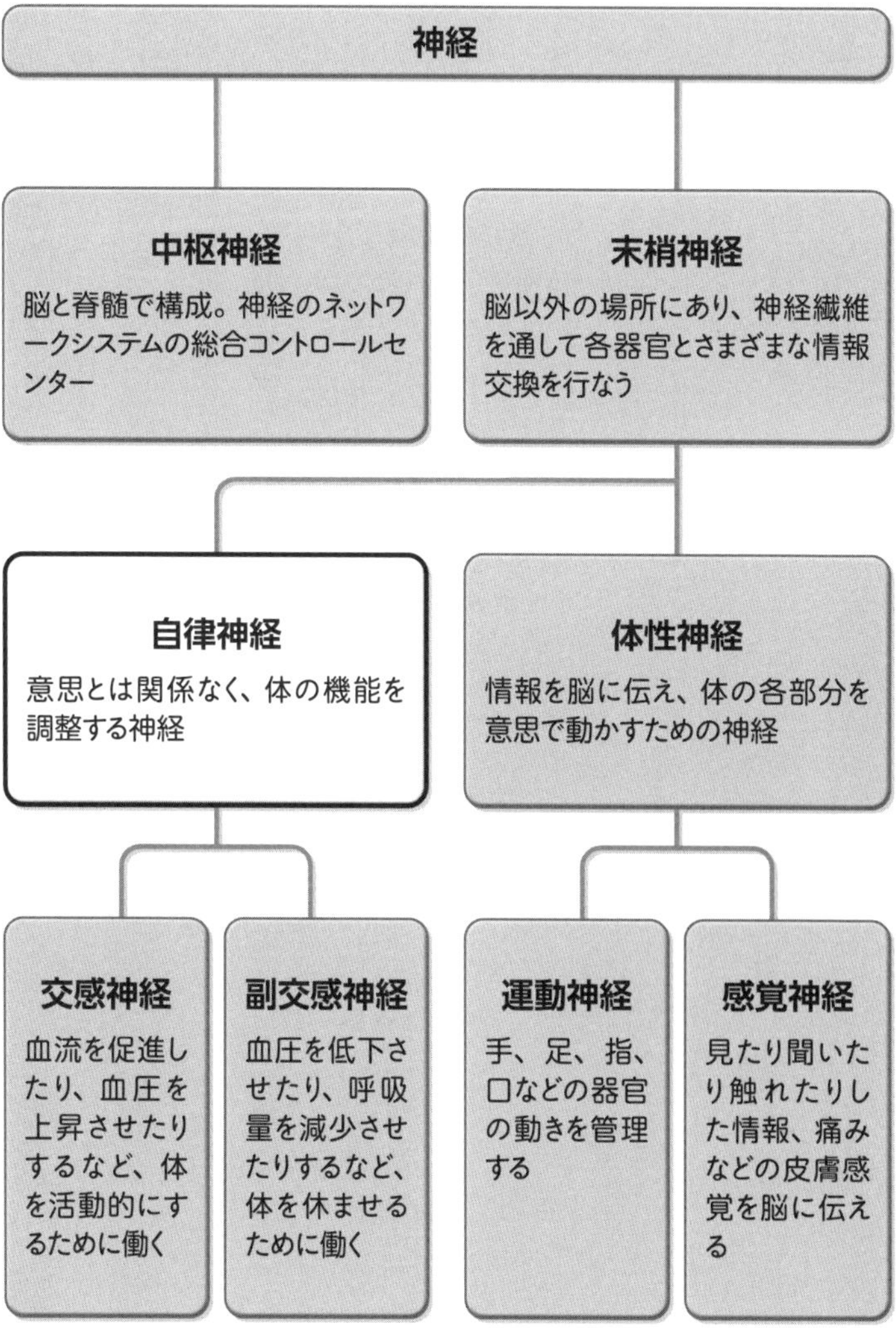
神経
中枢神経
脳と脊髄で構成。神経のネットワークシステムの総合コントロールセンター
末梢神経
脳以外の場所にあり、神経繊維を通して各器官とさまざまな情報交換を行なう
自律神経
意思とは関係なく、体の機能を調整する神経
体性神経
情報を脳に伝え、体の各部分を意思で動かすための神経
交感神経
血流を促進したり、血圧を上昇させたりするなど、体を活動的にするために働く
副交感神経
血圧を低下させたり、呼吸量を減少させたりするなど、体を休ませるために働く
運動神経
手、足、指、口などの器官の動きを管理する
感覚神経
見たり聞いたり触れたりした情報、痛みなどの皮膚感覚を脳に伝える

私たちは、「手を挙げて」とか「目を閉じて」とかいわれると、その動作をすぐに行なうことができます。これは体性神経（運動神経）の働きによります。

ところが、「体温を下げて」とか、「血圧を上げて」とか、「腸の動きを速くして」といわれても、自分の意思ではどうにもなりません。つまり、**人間が生命を維持するうえで必要な心臓の動きや消化運動、体温のコントロールなどは自動的に作動する**ようにできているのです。その働きを担《にな》っているのが自律神経なのです。

心臓の鼓動を速くしたり、遅くしたりすることは自分の意思ではできません。しかし、スポーツをしたあとなどは、全身に血液を供給するために心臓の鼓動が自然に速くなります。同じように、びっくりしたときなども心臓の鼓動が速くなってドキドキします。これが自律神経の働きなのです。

また、夜寝ているときは自律神経のコントロールにより、血圧は下がり、心拍数も少なくなり消費するエネルギーは基礎代謝《たいしゃ》（生命維持〈心拍・呼吸・体温など〉をするために必要な最小限のエネルギー量）に近づきます。一方、翌朝目覚めれば自動的にまた血圧が上昇し、心拍数も上がっていきます。

このように、**生命を維持しながら体に必要な休息がとれるよう、さまざまな微調整を**

自動的に行なっているのも自律神経なのです。

▼交感神経と副交感神経のバランス

自律神経は、交感《こうかん》神経と副交《ふくこうかん》感神経から成り立っています。このふたつの神経は、心臓や肺、肝臓、皮膚といった体の各器官に対して、それぞれ相反する作用をもち、体の機能を調節しています。

例えば心臓に対しては、交感神経は心拍数を増加させる方向に、副交感神経は減少させる方向に作用します。そして自律神経は外部からの刺激、心の状態、時間などによって、交感神経と副交感神経はお互いに休んだり活動したりしながら、全体のバランスを調整しています。

一般的にいうと、**交感神経は体の活動を促《うなが》す「エネルギー消費型」**で、車でいえばアクセルの役割を果たしています。一方、**副交感神経は体をリラックスさせる「エネルギー保存型」**で、車でいえばブレーキの役割を果たしています。

誰でも経験があると思いますが、多くの人の前で話をするときなどに緊張してしまうと、交感神経が優位となって心拍数が増加し、いわゆる「口から心臓が飛び出しそう」

血液循環に関わる人体の構造

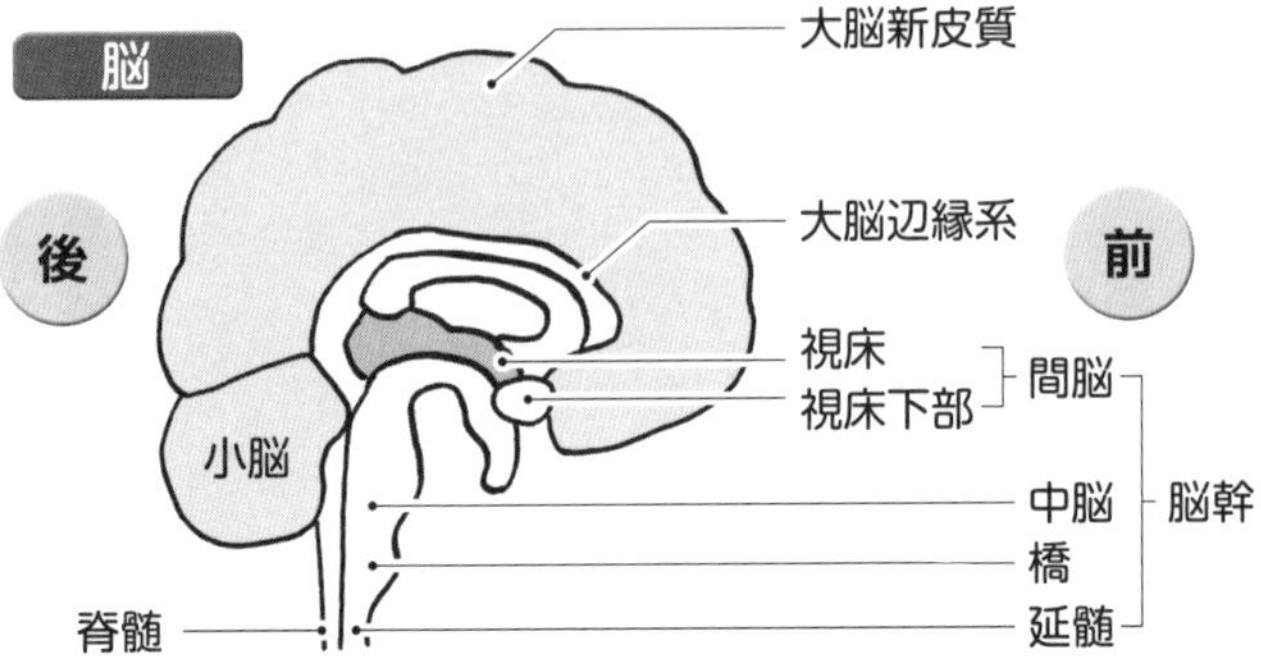

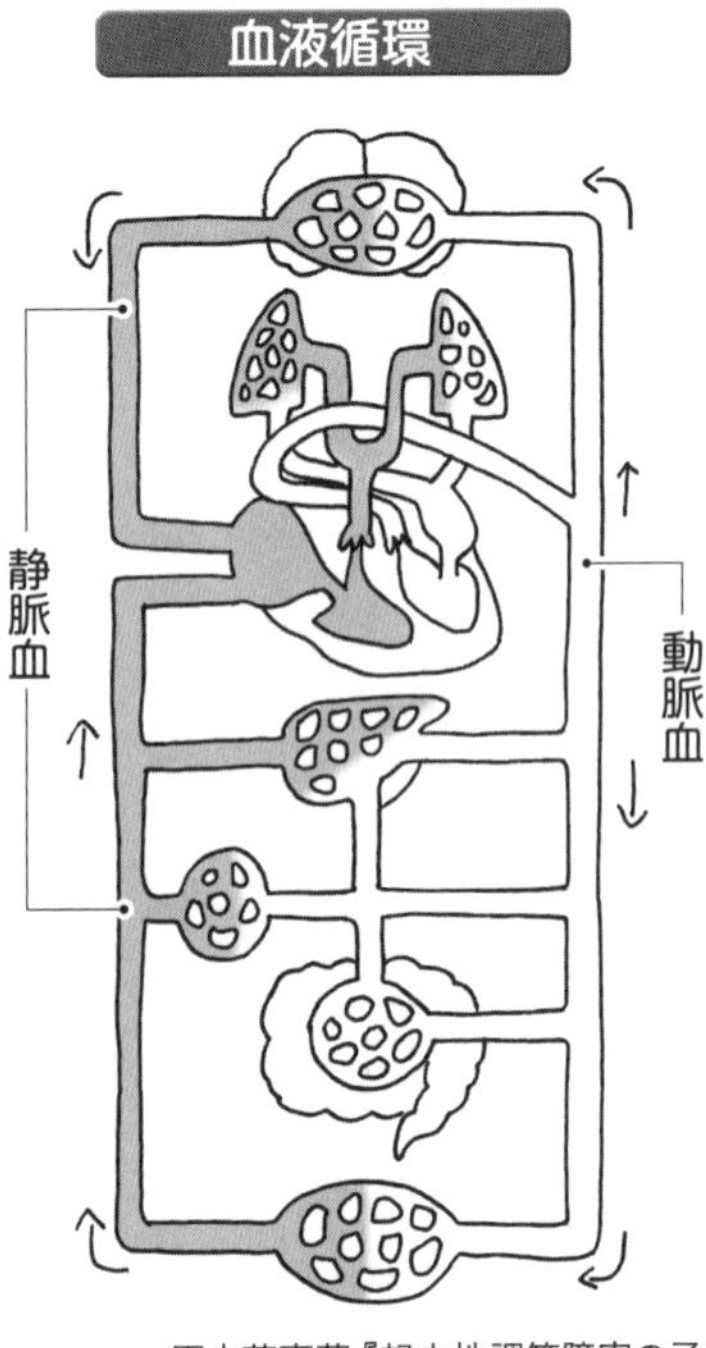

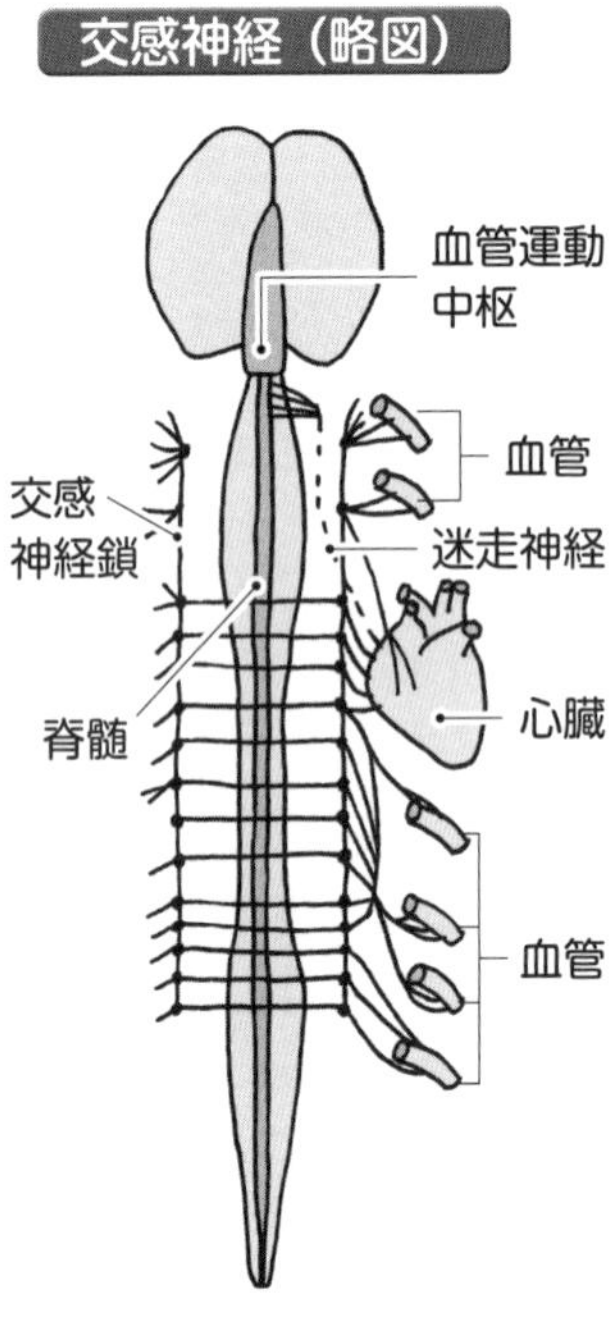

田中英高著『起立性調節障害の子どもの正しい理解と対応』などを参考に作図

な気持ちになったりします。しかし、話が終わって緊張がとかれれば、副交感神経が優位になり、心拍はゆっくりになって、落ち着いた状態に戻ります。

このように、自律神経はどちらかが活発なときは、もう片一方は働きが弱くなりますが、この調節は本人でも意識しないところで自動的に行なわれますから、気づくことはありません。

起立性調節障害は、**思春期の急速な身体的な成長に自律神経の発達が追いつかず、交感神経と副交感神経のバランスも悪いため体調不良を認めやすく、症状の改善に時間がかかる**ことになります。

▼起立するときの血液循環

起立性調節障害の子どもであっても、ベッドに寝ているときは、通常はほとんど症状は出ません。しかし、立ち上がったり、長い間立っていたりすると、立ちくらみ、めまいなどの症状が出てきます。

ベッドに横になって寝ているときは、血液を送り出す心臓と脳は、ほぼ同じ高さに保たれています。これによって脳には容易に十分な血液が供給され、脳細胞は豊富な酸素と栄養分によって活発に働くことができます。なにしろ脳には、安静時で全身の約15%の血液が流れていますし、全身の約25%の酸素を消費していますから、血液の循環が悪くなると脳の機能は大きな影響を受けることになります。

例えば、ベッドに寝ていた状態から起き上がって、体を直立の状態にしたとしましょう。そのとき、重力の影響で500〜700㎖の血液が上半身から下半身に移動するといわれていますが、もし、いわゆる生命体としての機能がなければ、脳への血流は著《いちじる》しく低下してしまうはずです。ところが実際にはそんなことは起こりにくいのです。人間の体には、そうした事態を起こさないための「代償システム」が備わっているからです。

健康な人の場合、自律神経のコントロールセンターである脳の視床《ししょう》下部と延髄《えんずい》からの指令によって下半身の血管が強く収縮し、下半身に血液が滞留《たいりゅう》するのを抑制し、脳への血流を確保しているのです。つまり、**〈立ち上がる→交感神経が活発に働いて全身に血管収縮の命令を出す→下半身の血管が収縮する→血圧が安定する〉**ということになります。このときは当然、副交感神経の活動は低下することになります。

しかし、自律神経システムがうまく働かないと「代償システム」が十分機能せず、立ち上がったときに脳への血流が不足して、立ちくらみやめまいといった症状が現れてく

起立性調節障害のメカニズム

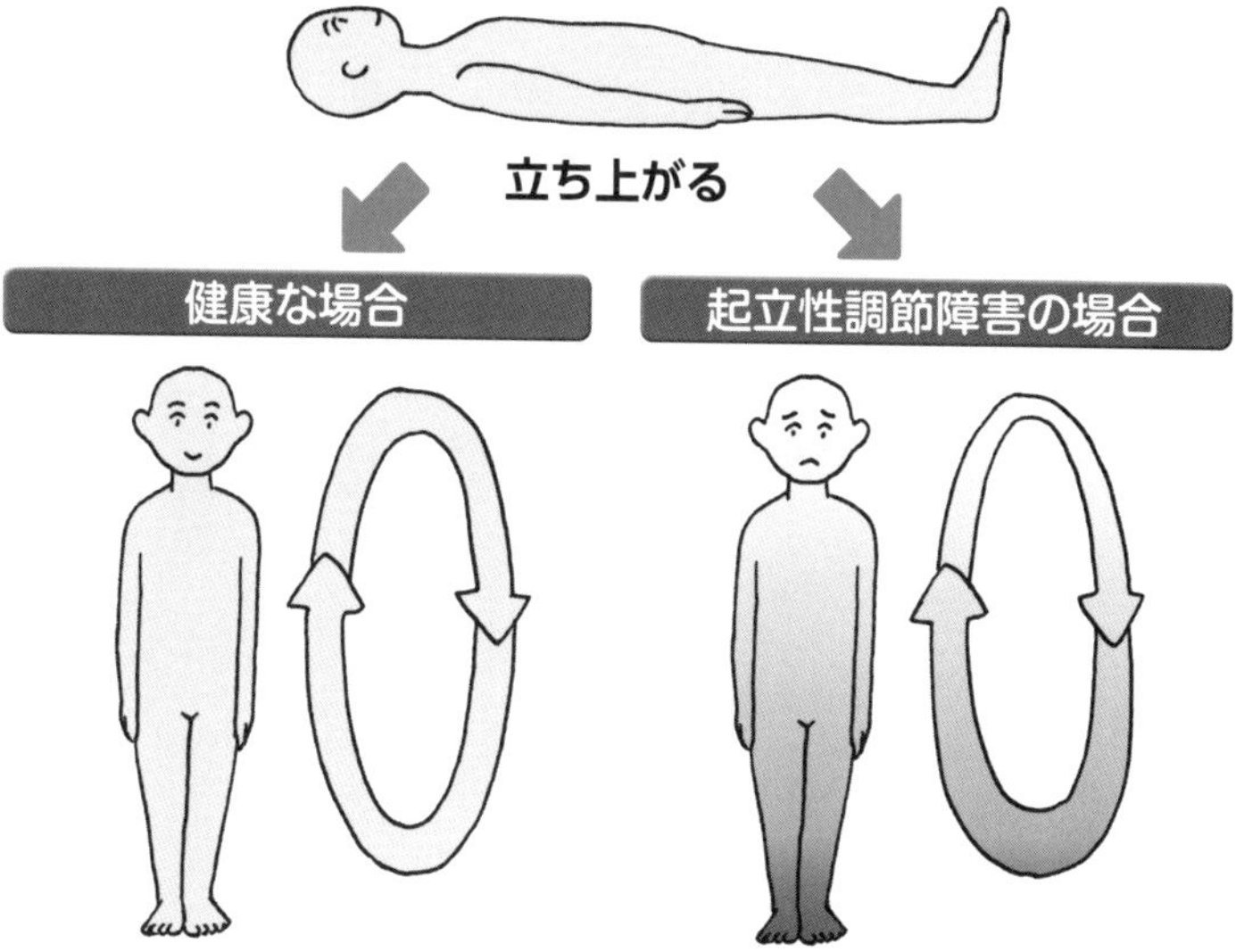

体の血液は重力で足のほうに落ちようとするが、自律神経が働き、下半身の血管を収縮させてそれを防ぐ。

自律神経のシステムがうまく働かず、血液が下半身にたまり、脳を含めた頭部が貧血状態になる。

るわけです。つまり、〈立ち上がる↓自律神経の働きが悪く、血管収縮の命令が出ない↓血液が下半身に滞留する↓血圧が下がり、脳への血流も低下する〉ということになります。これが、起立性調節障害が起こる主なメカニズムです。

▼起立性調節障害の発症要因は？

起立性調節障害を発症する原因は、不明な点が多く、はっきりとしたことはわかっていません。しかし、発症に関与する要因が、いくつか報告されています。

そのひとつは、**急速な身体的成長**です。起立性調節障害が発症しやすい思春期やその前後は、体の成長が著しい時期です。例えば、急速に身長が伸びると、心臓と足の間の距離が長くなり、足の血液を心臓に戻すための調節がうまくいかなくなることも考えられます。急速な成長に、自律神経のネットワークの発達が追いつかず、さらに交感神経と副交感神経のバランスも悪くなるため、体調を崩しやすくなってしまうのです。

また、**ホルモンバランスの変化**も要因になるといわれています。思春期は、生殖機能が発達を遂げる時期でもあり、ホルモンの分泌がさかんになります。ホルモンは、体のさまざまな機能に影響を及ぼすため、ホルモンバランスが急激に変化すると、自律神経の調節不良が生じやすくなると考えられるのです。

さらに、**発熱**も要因のひとつとされています。インフルエンザなどのウイルス感染のあとや部活の夏合宿などで熱中症にかかったあとなど、体温上昇が続いたあとに発症するケースが報告されています。

▼ストレスも引き金となる

起立性調節障害を発症する要因には、心理的なストレスの関与も考えられます。心理的なストレスは、自律神経のコントロールセンターである脳の視床下部の働きに影響を及ぼし、自律神経の調節不良をまねくことがあるのです。

人間の脳のうちで脳幹《のうかん》という部分は、生命維持に重要な役割を果たしていますが、そのなかの間脳《かんのう》という部分に視床下部があります。視床下部は脳幹、延髄と連絡するとともに、間脳をぐるりと取り囲んでいる大脳新皮質《だいのうしんひしつ》や大脳辺縁系《だいのうへんえんけい》からの情報も受け入れています。大脳新皮質は合理的で分析的な思考や、言語機能をつかさどり、大脳辺縁系は「情動脳《じょうどう》」ともいわれ、食欲などの本能的欲求や生理的な快・不快、怒り、驚き、怖れといった情動をつかさどっています。

長期的なストレスなどが引き金となって、脳の自律神経中枢（大脳辺縁系や視床下部など）の機能が悪くなると、交感神経や副交感神経の働きが不調となり、強くなりすぎたり、弱くなりすぎたりして、両者のバランスが崩れてさまざまな症状が出てくることがわかっています。これが起立性調節障害とも関係すると考えられるのです。

起立性調節障害が理解されにくい理由

▼発症しても気づかないケースがある

ヨーロッパでは、子どもの起立性調節障害に関する研究がかなり早くから行なわれていました。一方、我が国では日本大学の大国真彦博士が日本の子どもたちのなかにも少なからず起立性調節障害が見られることを初めて発表したのが、1958（昭和33）年のことでした。

当時の日本では、起立性調節障害に対する認識がまったくなく、この病気にかかった子どもの多くが「怠《なま》け者」とか「サボり癖《ぐせ》」などと非難されてしまったのですが、残念ながら今日でもまだ、同じような場面が見受けられます。

現在50代前半になるある男性の場合。中学生のときに起立性調節障害と診断されましたが、当時は細かい診断や重症度に合わせた対処法がまだ開発されておらず、十分な治療にはいたりませんでした。朝少しつらかったけれど、頑張ってなんとか遅刻せずに学校に通うことができ、成人してからも少し症状はあったものの、日常生活は概《おおむ》ね支障なく送ってきたということです。

この方は比較的軽症で、特別な治療をしないで自然に快方に向かったため、「起立性調節障害は気持ちさえしっかりもてば乗り越えられる」と捉えていらっしゃいます。

起立性調節障害の子どもの約半数は家族からの遺伝傾向があるといわれ、特に母親に同様の症状がある人が見受けられます。しかし、この男性と同じように、特別な治療を受けなくてもよくなったという例が多く、医療機関を受診したことがなければ、自分が起立性調節障害だということも知らずに成人になった人もいるでしょう。

▼中学生の1割が発症しているとされる

起立性調節障害は、決して珍しい病気ではありません。日本小児心身医学会の調査によれば、**有病率は小学生で約5%、中学生で約10%**で、このうちの**約1%に重症が現れている**という調査結果が出ています。男女比では、**女子のほうが男子よりも1・5〜2倍多い**とされています。また、**学校に通えずにいる子どもの約3〜4割に、起立性調節障害の発症がある**とされています。

高校生の詳細な有病率はわかりませんが、実際に、高校生の患者さんも多数います。日本学校保健会が小・中・高校生を対象に行なったアンケート調査によると、起立性調節障害で現れる症状を経験している生徒は、中学生よりも多いと報告されています。

ところが、このように多くの子どもたちに現れている起立性調節障害は、自律神経の機能が悪くて発病するというメカニズムの周知に乏《とぼ》しく、一般的にはまだ十分に理解されていません。朝はつらそうだけど、午後は元気になるので、「ほんとうに病気なの？」と思われてしまい、病気を発症していることになかなか気づかれないというのが現状なのです。

▼学校に行けなくなってしまう

起立性調節障害では朝起き不良、めまい、立ちくらみ、頭痛、動悸《どうき》、だるさ（倦怠感《けんたいかん》）、イライラなどのさまざまな身体的な症状が出てきます。重症の場合、失神《しっしん》することもあります。そして、これらの症状は単なる寝不足や生活の乱れからくるものではありません。これまでお話ししたとおり、自律神経のバランスが崩れることで、**朝に血圧が低下したり、脈が速くなったり、脳や全身への血流が滞《とどこお》ったりするため起きる**のです。午前中のみならず午後から夜にかけてまで続くこともあります。

この結果、朝起きられずに学校を遅刻したり、欠席したりすることになります。それが成績の低下や社会生活への不適応につながり、子ども自身の不安がさらに増幅されることになります。

私の外来診療に来院した子どもたちのなかには、起立性調節障害が原因で学校に朝から通えなくなり、高校を中退したり、全日制高校から通信制高校に転学（転校）した子も少なくありません。大学に進学しても、留年や休学を余儀なくされるケースもありました。**起立性調節障害は、その症状として「学校に行けなくなる病気」である**ともいえるのです。

しかし、だからといって、**本人たちは決して学校に「行きたくない」のではありません。「行きたいのに行けない」という気持ちを抱えて苦しんでいる**のです。

保護者、学校の先生など、周囲の大人たちは、それをわかってあげて、ぜひ、味方になってほしいと思います。彼らのことを中学から高校にかけて、場合によっては大学までの長い期間で、継続したフォローをしていくことが必要になってくるのです。

▼起立性調節障害を題材にして「人権」を考える――Zさんについて

Zさん（女子）が発症したのは中学1年からで、中学2年生のときには、失神して救急車で搬送されたこともありました。

学校では部活に入っていましたが、授業に出席しないと参加できなかったり、体育のプールの授業に参加しないとレポートが課せられたそうです。コロナ禍に運用されていたオンライン授業もコロナ禍が明けるとなくなってしまい、Zさんは教室とは別に用意された部屋で1時間ほど過ごして帰るなど、体調を見ながらなんとか頑張って登校していました。私の外来診療に来たときは、かなりやせていて、学校環境に対する、フォローも必要と感じました。

中学2年のとき、Zさんは住んでいる市の中学生の作文コンテストで入賞しました。タイトルは「起立性調節障害への理解」です。応募された約5万5000編のなかの上位25編に選ばれた作文でした。

「起立性調節障害以外でも苦しい思いをしている人はたくさんいます。まずはその人たちのことを理解することで人権を守ることができる。世界中の、病気で苦しんでいる人の人権を守るために理解は大切だと私は考えます」と記されていました。

Eさんは自分のつらい体験を言葉にしただけではなく、人権という切り口で起立性調節障害を捉え、苦しんでいる人々への理解の大切さを説いたのです。私はすごいと思いました。

第3章

起立性調節障害はどうやって治療するか

起立性調節障害の診断のしかた

▼早期発見・早期治療が大切

起立性調節障害が疑われたら、まずは近くの小児科《しょうにか》を受診することをおすすめします。小児科はその名のとおり、子どもの病気を専門に診《み》る医療機関で、起立性調節障害に関して詳しい知識をもつ医師も増えてきています。がんや生活習慣病などと同じように、起立性調節障害においても、**早期発見・早期治療が子どものために何より大事**になってくることを、ぜひ、知っていただきたいと思います。

小児科への受診は、朝の体調が悪いとなかなか午前中の受診は難しいかもしれません。その場合は医療機関に受診の時間を相談してみるのも手です。ただ、起立性調節障害の検査は午前中に行なう必要があります。午後には状態がよくなっていることが多いからです。午前中の受診が無理な場合は、検査の前日から入院するというシステムをとっている医療機関もあります。私の病院でも検査入院を行なっています。

起立性調節障害の診断の手順

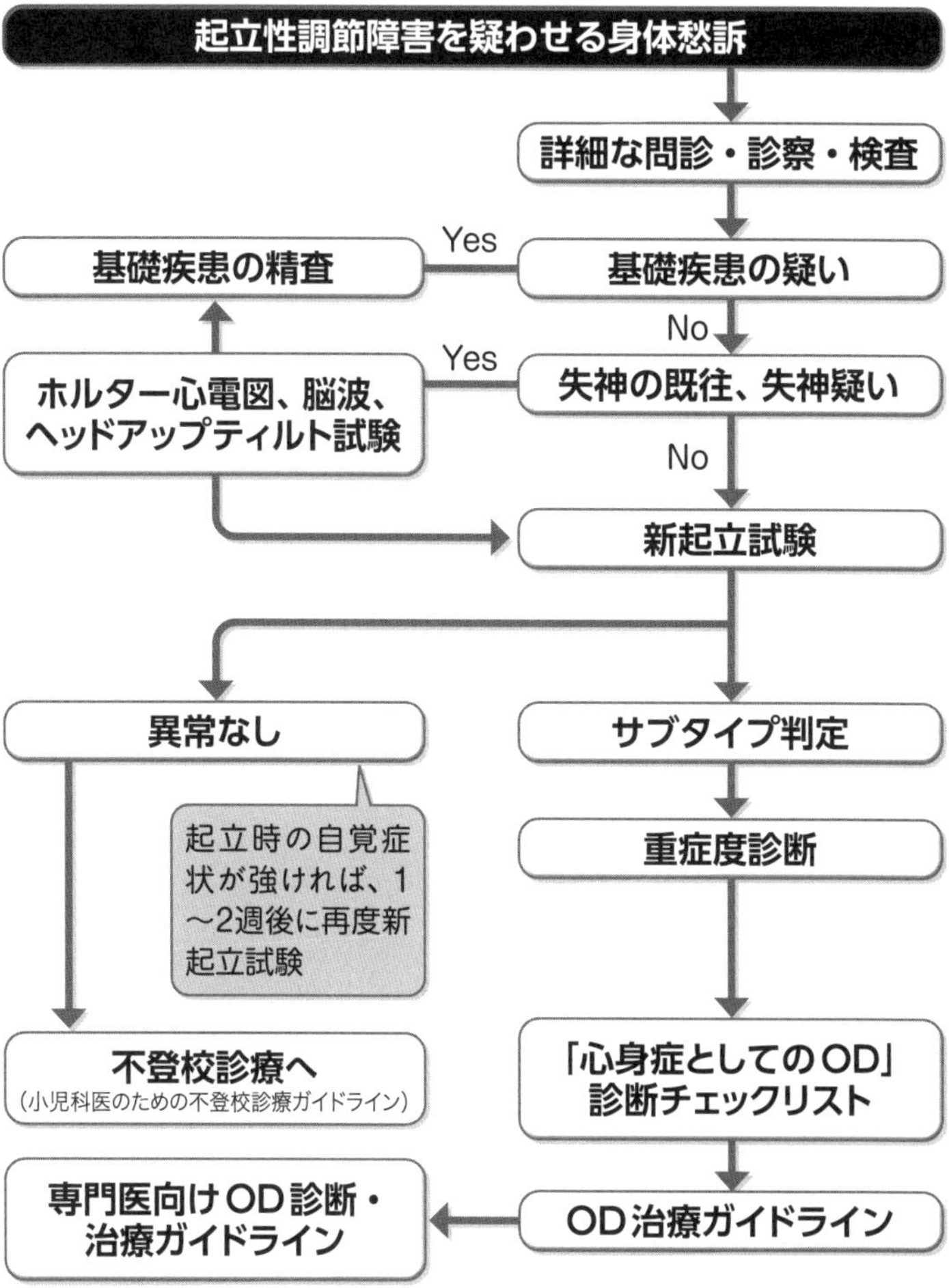

＊日本小児心身医学会 編『小児心身医学会ガイドライン集 改訂3版』より作図

では、起立性調節障害が疑われる子どもが病院を受診したとき、どんな流れで検査や治療が進んでいくのでしょうか。前ページのチャートにそって説明しましょう。

まず、医療面接（問診）です。保護者や子どもに症状、1日の生活、学校での様子などについて詳しく尋《たず》ねます。その後、起立性調節障害以外の病気が隠れていないか、血液検査や尿検査、胸部エックス線検査、必要に応じて頭部MRIなどを行ないます。

起立性調節障害の症状に似た病気であることも考えられますから、いくつかの検査によってそれらをひとつひとつ否定していくのです。ここでなんらかの病気が見つかれば、さらに精査してその治療を行なうことになります。

起立性調節障害以外の病気が隠れていないことを確認しながら、新起立試験によって起立性調節障害のタイプや重症度などを調べていきます。この検査方法については、このあと詳しく説明します。

起立性調節障害は、**基本的には自律神経の働きが悪くて起こる「身体疾患」**です。しかし、病気を理解してもらえずに「怠け者」といった目で見られたり、遅刻したり、欠席したりすることで精神的に不安定になり、症状がますます悪化することがあります。

人間の心と体は密接につながっていますから、**心の状態が悪いと身体面での症状が出**

「心身症としてのOD」診断チェックリスト

1. 学校を休むと症状が軽減する
2. 身体症状が再発・再燃をくり返す
3. 気にかかっていることを言われたりすると症状が増悪する
4. 1日のうちでも身体症状の程度が変化する
5. 身体的訴え（→P.2～3参照）がふたつ以上ある
6. 日によって身体症状が次から次へと変わる

★以上のうち4項目がときどき（週1～2回）以上みられる場合、心理社会的因子の関与ありと判定し、「心身症としてのOD」と診断する。

「心身症としてのOD」と診断された場合は、心のケアも行なう必要がある。

＊日本小児心身医学会 編『小児心身医学会ガイドライン集 改訂3版』より作図

たり、**悪化させたりすることがあり、これを「心身症」と呼びます。**これについても、上にあるようなチェックリストを使って診断して、6つの項目のうち4つの項目がときどき（週1～2回以上）みられる場合、「心身症としての起立性調節障害」と判定し、心理療法などを行なっていく必要があります。

▼新起立試験で詳しく検査する

1959（昭和34）年、前述の大国真彦博士が「第1回小児起立性調節障害研究会」を発足し、起立性調節障害の診断基準がつくられ、寝ている状態から立ち上がったとき、血圧や心拍数がどのように変化するかを調べる起立試験も考案されました。その後、長年にわたり起立試験が用いられ、さらに大阪医科大学（現・大阪医科薬科大学）の田中英高先生（現・「ＯＤ低血圧クリニック田中」院長）を中心に改良が加えられた**新起立試験**がつくられ、これが現在の主流となってきています。

従来の起立試験法では、起立直後の低血圧をキャッチする方法が含まれず、正常と判定される場合がありました。これを補うために、**「起立後血圧回復時間測定」を加え、4つのサブタイプを判定できるようになったのが新起立試験**です。

検査は原則として午前に、被験者（起立性調節障害の子ども）が緊張する場所は避けて静かな部屋で実施します。また、**被験者には針を刺したりするような検査ではないことを伝え、いたずらな不安を抱かせない**ようにしておきます。

やりかたは次のとおりです。

①ベッドに横になって安静を保ち、10分後に収縮期血圧、拡張期血圧、心拍数をそれぞれ3回測り、平均値ではなく、中央値（真ん中の値）を起立前の基準値とします。

起立直後性低血圧の有無の確認法

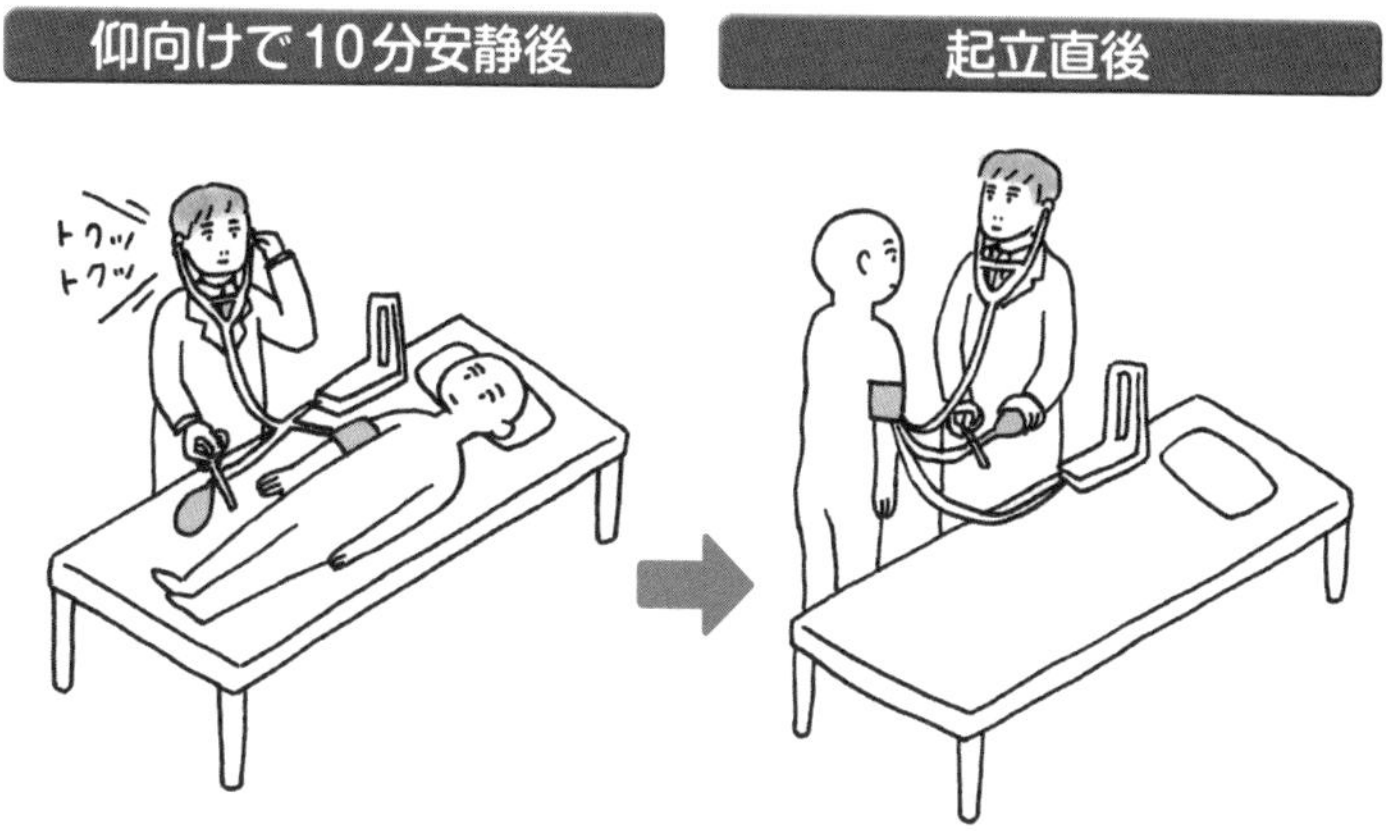

寝たまま収縮期圧をペアンで固定して脱気を防いだら、被験者に立ち上がってもらう。

コロトコフ音が再び聞こえるまでの時間が25秒未満なら、起立直後性低血圧はなし、25秒以上ならありと判定する。

②腕に巻いたマンシェット（カフ）に空気を入れ、ゆっくり抜いていくと「トク、トク」という音（コロトコフ音、血管音）が聞こえます（これが上の血圧）。このとき、イラストにあるように血圧計のゴム管をペアン（鉗子《かんし》）で固定して、それ以上空気が抜けないようにして、起立し、同時にストップウォッチをスタートさせます。

③起立直後は通常、誰でも血圧が下がるため、コロトコフ音は消失しますが、血圧が回復すると再び聞こえてきます。②と③で、コロトコフ音聴取までの時間を計り、起

立直後に低血圧が続くかどうかを確認することになります。

④起立したまま、1・3・5・7・10分時（可能なら1分毎）に血圧と心拍数を測ります。

⑤なお、①の安静10分後と、④の起立10分後に心電図検査（新起立試験の必須項目ではありません）を行なうこともあります。

本検査中に突然失神することもあるため、常に目を離さず観察することが肝要です。また、立ちくらみや頭痛、吐き気などの自覚症状を確認したり、顔色や起立をしている際、手や足の色がうっ血によって茶色から赤黒く変色してくるような他覚症状を観察したりします。

なお、近年、①〜④の一連の測定を自動で行える装置（ケンツメディコ社製）も開発され、私も用いています。

▼起立性調節障害の4つのサブタイプ

起立性調節障害ではない場合、起立した直後、一度、血圧が低下して心拍数は少し上がるものの、すぐに回復して数値は安定します。しかし、起立性調節障害の場合では、血圧低下や心拍数が安定せずに、数値に変化が現れます。その経過を判定して、次に示す**4つのサブタイプ**に分けることができます。新起立試験によって、これらの4つのタイプが判定できます。

①**起立直後性低血圧（instantaneous orthostatic hypotension = INOH）**：起立直後に強い血圧低下が起こるタイプ。

②**体位性頻脈《ひんみゃく》症候群（postural tachycardia syndrome = POTS）**：起立による血圧低下はないが、心拍数が増加するタイプ。

③**血管迷走《めいそう》神経性失神《しっしん》（vasovagal syncope = VVS）**：起立中に突然血圧が低下し、意識低下や意識消失発作を起こすタイプ。

④**遷延《せんえん》性起立性低血圧（delayed orthostatic hypotension = delayed OH）**：起立3〜10分後に血圧が低下するタイプ。

それぞれのタイプについて、次ページでわかりやすくイラストで表してみましたので、参考にしてください。

これらの発生頻度は、起立直後性低血圧、体位性頻脈症候群、血管迷走神経性失神、

起立直後性低血圧（INOH）

起立直後に強い血圧低下が起こる

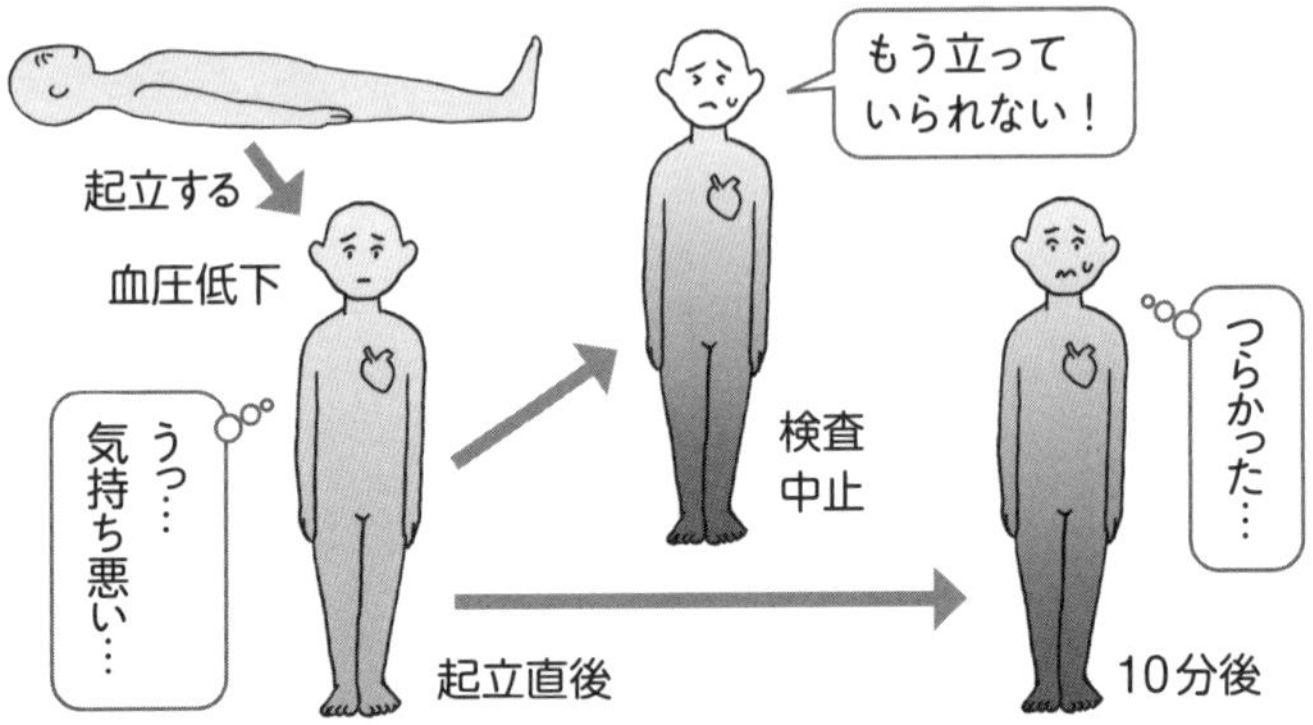

起立直後に血圧低下と血圧回復の遅延がある。徐々に回復すれば軽症。起立後3〜7分後に、収縮期血圧低下が寝た状態のときの15%以上を持続すれば重症。

体位性頻脈症候群（POTS）

血圧低下はないものの起立後すぐに心拍が増加する

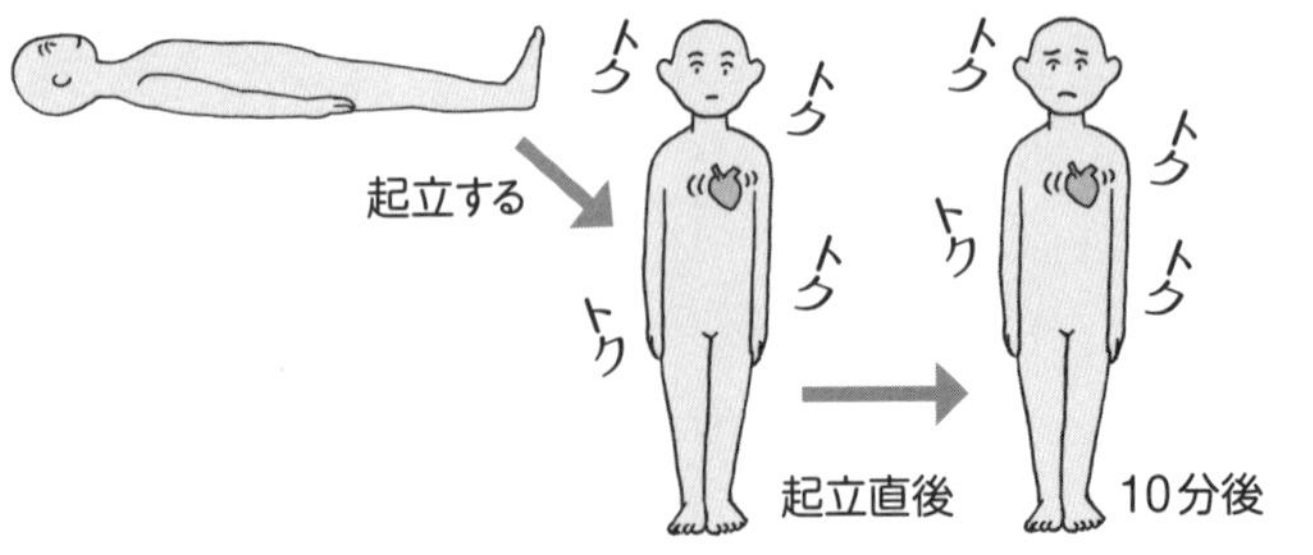

起立中に血圧低下を伴わず著しい心拍増加がある（本人はそれに気づいていないこともある）。起立して3分以後、心拍数≧115、または心拍数増加≧35/分になる。

血管迷走神経性失神（VVS）

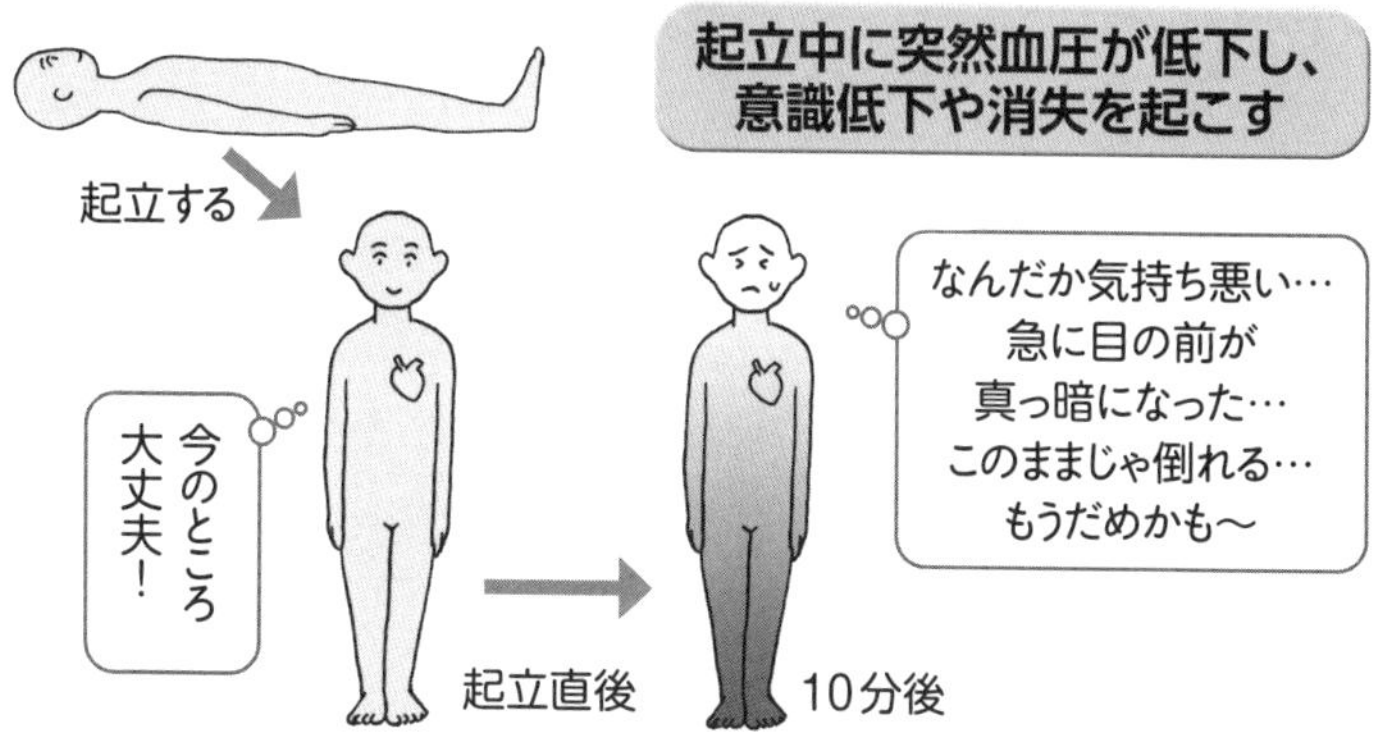

起立中に突然、収縮期と拡張期の血圧低下、起立性失調症状が現れ、意識低下や意識消失発作を生じる。突然の転倒に注意!

遷延性起立性低血圧（delayed OH）

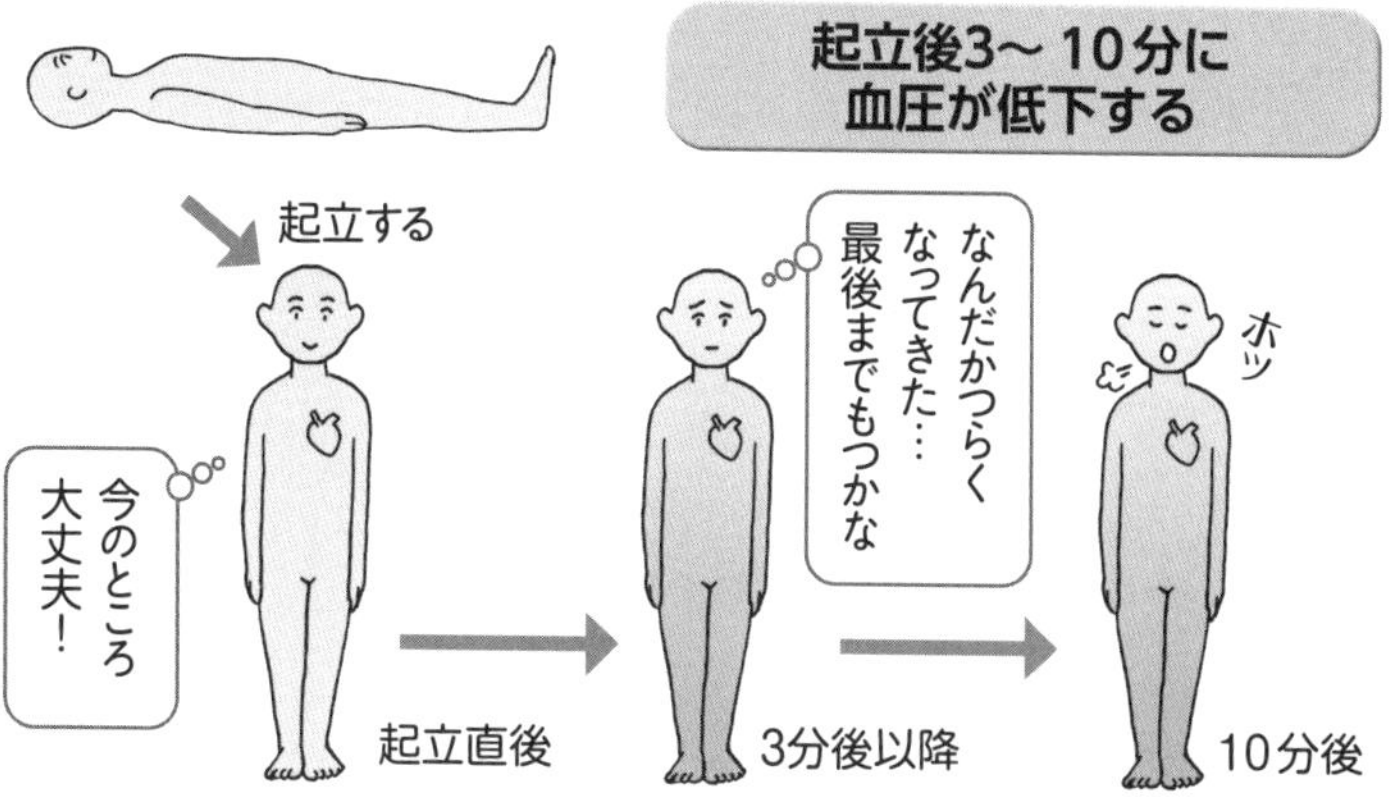

起立直後の血圧心拍は正常だが、起立後3〜 10分を経過して収縮期血圧が寝た状態のときの15%以上低下、または20mmHg以上低下する。

遷延性起立性低血圧の順であることが知られています。私の外来診療では、体位性頻脈症候群が多くみられますが、受診患者さんのプロフィールや経過を考慮したり、改めてより多くの患者さんの検査結果を検証する必要があるのではないかと感じています。

さらに、検査の方法や装置の進化などによって、ほかのサブタイプも見つかっています。そのなかのふたつを次に示します。

⑤過剰反応型（Hyper response型）：連続的に血圧測定できる装置（連続血圧・血行動態測定装置＝フィナプレスなど）で起立した瞬間からの血圧を測定すると、起立直後に血圧が著しく高くなっているタイプです。

⑥脳血流低下型：脳血流を測る装置（近赤外分光計）を用いて判定するのですが、起立直後の血圧・心拍に異常を認めず、脳への血流が低下するタイプです。

このふたつのタイプは、起立性調節障害の15％を占めるとみられていますが、残念ながら新起立試験では見分けることができません（症状から予測可能な場合もあります）。

また、体位性頻脈症候群においては、近年、起立前から心拍数が速いタイプとそうで

身体的重症度の判定

	身体的重症度		
	軽症	中等症	重症
起立直後性低血圧（INOH）	軽症型（血圧が回復するタイプ）		重症型
体位性頻脈症候群（POTS）	起立時心拍 ≧115　or 心拍増加 ≧35		起立時心拍 ≧125or 心拍増加 ≧45
血管迷走神経性失神（VVS）	INOH または POTS を伴わない		INOH または POTS を伴う
症状や日常生活状況	時に症状があるが日常生活、学校生活への影響は少ない	午前中に症状強く、しばしば日常生活に支障があり、週に1～2回遅刻や欠席がみられる	強い症状のため、ほとんど毎日、日常生活、学校生活に支障をきたす

※遷延性起立性低血圧の重症度を判定できる基準はまだない

＊日本小児心身医学会 編『小児心身医学会ガイドライン集 改訂3版』より作図

★POTSにおいては、青年期以降では心拍増加が30以上で陽性

ないタイプなど、さらに細かいタイプが報告されています。今後の検討で新たなサブタイプが見つかる可能性もあります。

▼身体的重症度の判定

サブタイプの判定ができれば、上の表の判定基準に基づき、**身体的重症度の判定**を行ないます。ひと口に起立性調節障害といっても、**サブタイプやその重症度によって対処法を検討し、また、個々の日常生活や学校生活への影響を考慮することが必要**になります。

軽症であれば日常生活にほとん

ど支障がない場合があります。一方、重症の場合は、起立時の血圧低下が著しかったり、脳血流が大きく低下したりしてちょっとの間も立っていられず、一日中横になっている子どももいるのです。また、サブタイプや重症度に応じて、生活上の対処法や薬の処方も異なります。

ほかの似た病気と区別をつける

▼うつ病や貧血などと似ているので要注意

起立性調節障害は、朝起きられないといった症状以外にも、立ちくらみ、頭痛、食欲不振、下痢、便秘、腹痛、冷え、生理痛、倦怠《けんたい》感などのさまざまな症状が出てきます。

これらは自律神経の働きが悪いことで起こってくるものですが、しばしばほかの病気に間違われてしまうこともあります。その違いを簡単にお話しします。

うつ病

起立性調節障害は朝起きられず、立ちくらみや頭痛などの症状が出ても、夜には別人のように元気になることが多く見られますが、うつ病も同様に夕方にかけて症状が和《やわ》らぐ日内変動があります。

元気がなくなり、心配になって近くの医療期間を受診したところ、心の病を疑われ、精神科でうつ病と診断されて抗うつ薬を処方され、起立性調節障害の症状が改善せず長引いたり、悪化した子どもがいます。こうしたケースもあり、注意が必要です。

起立性調節障害は、身体面のみならず精神面への影響は十分注意する必要があります。後述（110ページ）する「学習性無力感」では、自己肯定感の低下や気力の低下などが認められ、いわゆる抑うつ状態になることもあります。もし、**表情がかたく活気がなくなったり、笑わなくなったり、著しく（これまで以上に）眠れなくなったり、しばしば涙を流すような場合には、要注意**です。主治医に相談したり、心療内科や精神科への受診することを強くおすすめします。

鉄欠乏性貧血

　体中に酸素を運ぶ血液中のヘモグロビンの合成には鉄が必要ですが、体内の鉄が欠乏してくるとヘモグロビンの生産量が減り、体内の組織への酸素供給量も減ってきます。その結果、**顔色が悪い、動悸や息切れ、倦怠感、頭重感《ずじゅう》、立ちくらみなどの症状が出てきます**が、この場合、午前のみならず午後や夜でも症状が認められますので、この点は、典型的な起立性調節障害とは異なります。

　鉄はサプリメントで摂取することは可能ですが、過剰に摂取すると嘔吐《おうと》、下痢、腹痛など、さらには臓器に蓄積して重篤な症状を引き起こすこともあるので要注意です。近年、フェリチン（鉄を結合して貯蔵する働きをもつ）が注目されていることから、鉄のサプリメントを服用しているケースがあるので、血液検査の際は確認したほうがよいでしょう。

　鉄の摂取については、日本人の女性は鉄の摂取量が不足している傾向にありますので要注意です。**吸収のよいヘム鉄が多く含まれる赤身の肉や魚を摂取する**ことをおすすめします。

甲状腺機能亢進症・低下症

甲状腺《こうじょうせん》ホルモンは、全身の代謝（体温や心拍数やカロリー消費など）を調節するのに重要なホルモンです。甲状腺機能亢進《こうしん》症では、甲状腺ホルモンが増加し、**頻脈が認められるので、体位性頻脈症候群との鑑別が必要**となります。

甲状腺機能亢進症の場合、起立性調節障害の処方薬であるミドドリン塩酸塩は、禁忌《きんき》薬（使用してはいけない薬）となるので、注意が必要です。

一方、甲状腺の機能が低下して、甲状腺ホルモンの分泌量が低下すると、体の動作が緩慢になり、体温が下がったり、全身の倦怠感が強くなることがあります。この場合、**うつ病と間違えられる**こともありますので、疑わしいケースでは血液検査で甲状腺ホルモンの量を測定して診断する必要があります。

子どもの脳脊髄液減少症

人の体は頭から腰まで、クモ膜下腔に髄液《ずいえき》が流れており、正常な状態では髄液の圧力やその容積は一定に保たれています。それが、打撲や交通事故によるむち打ち症などで硬膜《こうまく》に損傷が生じると、硬膜が破れて髄液がもれ、起立性頭痛、頸部《けいぶ》痛、全身倦怠感、めまい、易疲労性《いひろうせい》（疲れやすい体質）、吐き気、耳鳴り、うつといった症状が出てきます。検査によって髄液のもれが確認されたときは、自身の血液で硬膜の穴をふさぐ「ブラッドパッチ」という治療などを行ないます。専門の医療機関での診断、治療が必要となります。

小児慢性疲労症候群

3カ月以上持続する疲労や倦怠感に悩まされる症候群で、頭痛、集中力の低下、筋肉痛、睡眠・覚醒リズム障害のほか、呼吸や循環、代謝、消化などの身体活動に支障をきたすことがあります。必ずしも原因は明らかではなく、一般的な検査では異常が見つからないため、うつ病や発達障害と診断されたり、「怠け者」と非難されたりすることがあります。長引くことも多く、専門機関での適切な対応が望まれます。

起立性調節障害の治療の流れ

▼適切に対応するためにできること

起立性調節障害のタイプ・重症度を知って、心身症のチェックで心理的・社会的ストレスの有無を確認したら、治療を開始します。起立性調節障害の症状は子どもによって文字どおり千差万別ですが、スタンダードな治療の流れをお話しします。

①疾患の十分な説明

ある朝、突然朝起きられなくなると、多くの子どもは、その理由がわからずに戸惑い、「いつまで続くのか」「よくなるのだろうか」と不安は募《つの》ります。一方、家族の多くは、はじめは疾患によるものとは思わず、朝起こしたり、起きないと叱《しか》ったり、登校刺激をしたりします。これは自然に起こりうることですが、子どもにとって大きな心理的ストレスとなり、それが自律神経を介して症状をさらに悪化させることになります。

そこで、**子どもと保護者に、まず起立性調節障害という病気の発症メカニズムや病態に関する丁寧な説明**を行ないます。これによって親子の不安を軽減し、治療を進めます。

起立性調節障害の治療的対応

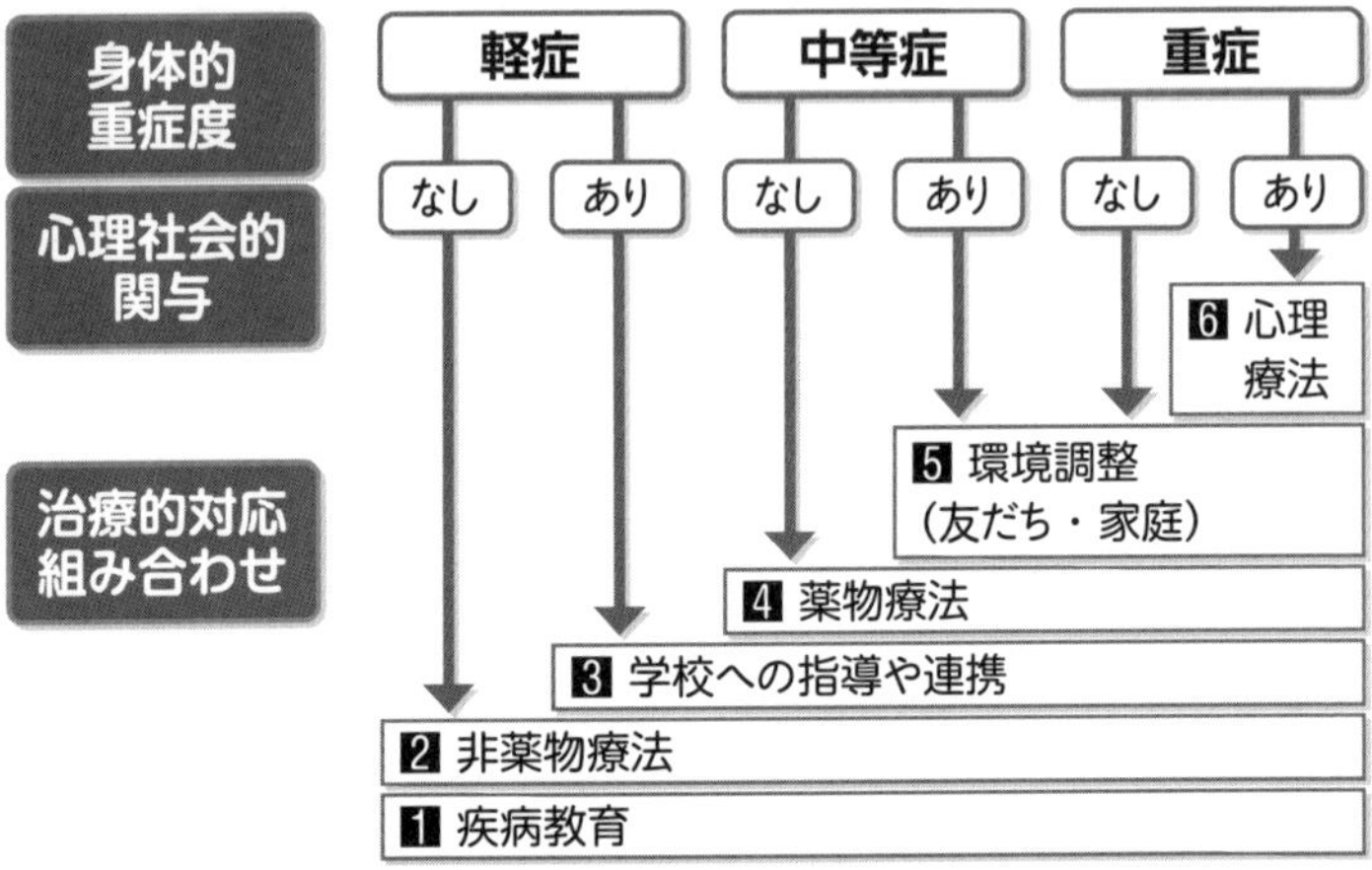

すべての症例で1、2を実施して、重症度と心理社会的因子の関与に合わせて3、4、5、6を加える。
症状が改善しない場合には、治療中に重症度や心理社会的関与を見直すようにする。

＊日本小児心身医学会 編『小児心身医学会ガイドライン集 改訂3版』より作図

②非薬物療法

日常生活における過ごしかたの大切なポイント、運動、食事、睡眠に関する注意点などを子どもや保護者に伝えます。これにはベッドから起き上がるときの注意、規則的な生活リズムを心がけること、水分や塩分の摂取などが含まれます。詳しくは第5章でお話しします。

③学校での指導や連携

主治医は、状況に応じて**学校の担任教諭、養護教諭、スクールカウンセラー、校長などに起**

立性調節障害に関する知識や適切な対処法などを可能な限り説明することが必要です。また、保護者の了解を得て、該当する生徒の病状を説明します。学校の先生から対応についての質問をいただくこともあります。とてもありがたいことです。

私の場合、診断書に学校での対応について記したり、担任の先生にお会いしたり、学校で先生や保護者の方にお話ししたりします。また、ご要望をいただければ、生徒さんたちを前に起立性調節障害についてわかりやすく説明するなど、子どもたちを含め、この病気を広く知っていただければと思っています。

④薬物療法

起立性調節障害には特効薬はなく、薬だけの治療では十分な効果を期待できないので、非薬物療法を行なって様子をみながら、補助的に治療薬を処方します。

起立性調節障害の治療薬は、服用してすぐに効果が現れるとはかぎりません。**一定期間服用して、その効果を判定することも必要**になります。医師の指導のもとで、使用する本人が自分で服薬管理をするのがおすすめですが、起きるときの状態や状況によっては家族の協力も必要になります。

以下に、起立性調節障害で使われる主な薬について、説明していきます。

◎ミドドリン塩酸塩＝商品名：メトリジン®、メトリジンD®錠、ミドドリン®など

血管を収縮させて血圧を上げる薬です。起立直後性低血圧と体位性頻脈症候群では第一選択薬となっています。副作用は少ないですが、頭痛、動悸《どうき》などがまれに起こることがあります。服用後1時間から1時間半後ほどで血中濃度のピークを迎えます。起きる時間を決め、その30分～1時間前に服用するのがおすすめです。**メトリジンD錠は口のなかで自然にとけるため水が不要**です。起き上がらずに飲めるのでありがたい薬です。なお、甲状腺機能亢進症には禁忌であることを十分留意する必要があります。

◎メチル硫酸アメジニウム＝商品名：リズミック®など

交感神経の機能を促進させて、血圧を上げる薬です。副作用として、動悸や頭痛、ほてりなどが見られ、体位性頻脈症候群では症状を悪化させることがありますので注意が必要です。

起立性調節障害治療で推奨できる処方例

起立直後性低血圧

処方 A	**塩酸ミドドリン** （メトリジン®、メトリジンD®錠など）1錠2mg ・午後からも症状が続く場合：起床時1錠＋昼食後1錠 ・早朝の症状が強い場合：起床時2錠、または起床時1錠＋眠前1錠（ただし、不眠を起こせば眠前は中止）
処方 B 処方A（2週間）で起立試験に改善がない場合は増量	**塩酸ミドドリン**（メトリジン®、メトリジンD®錠など） ・午後からも症状が続く場合：起床時2錠＋昼食後1錠 ・早朝の症状が強い場合：起床時2錠＋眠前1錠（ただし、不眠を起こせば眠前は中止）
処方 C 処方B（2週間）で起立試験に改善がない場合は右記に変更	**メチル硫酸アメジニウム**（リズミック®）1錠10mg ・起床時0.5錠、または1錠 ・起床時0.5錠＋昼食後0.5錠

体位性頻脈症候群

処方 A	起立直後性低血圧の「処方A」と同じ
処方 B 処方A（2週間）で起立試験に改善がない場合はβ遮断薬を併用	**プロプラノロール**（インデラル®）起床時1回1錠（10mg） ※気管支喘息には禁忌

血管迷走神経性失神

・起立直後性低血圧や体位性頻脈症候群が基礎にあり、血管迷走神経性失神を生ずる場合、上記の処方に準ずる

・起立性調節障害の症状を伴わない血管迷走神経性失神に対しては、現時点で薬物療法は無効であることを子どもと家族に十分説明したうえで、将来に起立性調節障害の発症しないか経過観察を行なう。

1日の処方量

	7〜9歳	10〜12歳	13歳〜
塩酸ミドドリン（1錠2mg）	1〜2錠	2錠	2〜3錠
メチル硫酸アメジニウム（1錠10mg）	0.5錠	0.5〜1錠	1〜2錠
プロプラノロール（1錠10mg）	1錠	1錠	1〜2錠

＊日本小児心身医学会 編『小児心身医学会ガイドライン集 改訂3版』より作図

★このほか、症状によっては、ドロキシドパ（血圧を上げる薬剤）、メラトニン（睡眠リズムの調整剤）を使用する場合もある。

◎プロプラノロール塩酸塩＝商品名：インデラル®など

心拍数を低下させ、血管を収縮させる効果のある動悸を抑える（脈を下げる）薬（β遮断薬）です。体位性頻脈症候群の場合に使用しますが、気管支喘息《きかんしぜんそく》の既往がある場合は禁忌です。

◎漢方

症状のタイプに合わせて、次の漢方を用いる場合もあります。

・腹痛や食欲不振が目立って現れているタイプ（胃腸虚弱型）→小建中湯《しょうけんちゅうとう》

・めまい、立ちくらみ、動悸が目立って現れているタイプ（循環虚弱型）→半夏白朮天《はんげびゃくじゅつてん》麻湯《まとう》

・精神的なストレスが強いタイプ（精神身体型）→柴胡桂枝湯《さいこけいしとう》

また、これで効果がないときには、左記のものを処方する場合もあります。

・補中益気湯《ほちゅうえっきとう》＝胃腸の消化・吸収機能を整えて疲労感の回復や食欲を増進させる

・苓桂朮甘湯《りょうけいじゅつかんとう》＝水分の代謝をよくして体の循環を改善し、めまい、頭痛などを抑える

◎その他の薬

そのほかにも、症状によっては、ミドドリンとは異なる成分で血圧を上げるドロキシドパや、睡眠のリズムを調節する薬を処方する場合があります。

眠れない場合には、近年、処方可能となったメラトニン製剤であるメラトベル®（6歳以上、16歳未満の小児のみ処方可能）が一定の効果をあげています。

また、神経の機能を調節するビタミンB_{12}を処方することもあります。なお、ビタミンB_{12}が著しく低下すると、巨赤芽球性貧血《きょせきがきゅう》を認めることがあります。

⑤環境調整（友だち・家庭）

起立性調節障害の子どもは、しばしば日常的に倦怠感や不眠、あるいは**口には出さないものの学業の遅れなどに対する不安やあせりを感じています**（一次障害）。しかし、家庭や学校で起立性調節障害への理解が乏しいと、子ども自身が周囲に対して不信感をもつようになり、その結果、**精神不安定、家族関係の悪化、引きこもりなどになってしまう恐れ**があります（二次障害）。

中等症以上の子どもでは、多くの場合、二次障害を起こしています。このため、まず

ご家族に対してお子さんの起立性調節障害の病態と状態を十分に説明して理解していただく必要があります。このとき、起立試験での血圧や心拍の記録などの客観的でデータを示しながら説明すると、説得力が増して理解していただきやすくなります。

また、前述したように、学校とも連携して学校関係者に同じように起立性調節障害の病態と対応に関する説明を行ない、理解を求めていくことも肝要です。

⑥心理療法

心理療法は、おもに臨床心理士や専門外来の医師が担当します。心理療法にはさまざまな技法がありますが、どの技法でも基本となるものが「カウンセリング」です。治療者はクライエント（来談者）の話をじっくりと聞く「傾聴」に専念しますが、子どもとのカウンセリングでは、まずは他愛のない身近な日常的な話からはじめ、安心して話すことができる場をつくることに心がけ、身体的症状や日常の生活状況を聞いていきます。子どもはつらいことも話しますが、もし前向きな考えや行動を話したときには十分褒《ほ》めます。これは、私も治療において最も心がけていることです。いつも何かよかったことがないか探してそれを評価していきます。子どもは思いがけず褒められて嬉しそうです。

自身の行動にOKサインをもらえて、「これでよかったんだ」と思える居場所をつくることが大切です。

また、子どもだけでなく、家族とのカウンセリングを行なうことがあります。その際には、家族の話を聞き、今できることや、今は難しいことを話し、そして家族の不安や心配に共感して苦労をねぎらうようにします。また、「子どもは必ず回復していくので、**あせらず、あきらめず、愛情を注《そそ》いでください**」と伝えます。私は、日常の治療においてもこのような声かけをしばしば行なっています。詳しくは第5章でふれます。

▼「回復」を目指していく

以上のような手法を用いて治療を進めていけば、多くの子どもは、体の成長も伴って症状が現れなくなっていきます。治療を開始してから1年後には50％、2〜3年後には70〜80％の患者が身体的に軽快していき、生活していくうえでほとんど支障を来《きた》さなくなっていきます。

ただし、重症の場合は、脳や上半身への血流にかなりダメージを受けていることもあり、もっと長い年月が必要になるケースもあります。実際、患者さんの20〜40％は、18

歳以上になっても、症状がいくらか残ります。起立性調節障害は、完治するというよりは、**成人期になっても「朝はちょっと苦手」のような体質が残る**場合があると考えてもよいと思います。

ただし、症状が残るからといって必ずしもクオリティー・オブ・ライフ（生活の質）が悪いわけではありません。**「完治」は無理でも、体調に合った生活が送れるようになっていければ、これを「回復」と呼んでも過言ではないと思います。**そして起立性調節障害においては、この「回復」こそが治療の目標になると私は考えています。

エネルギーという観点から治療を考える

▼急性期、低迷期を経て、回復期に入る

私は、これまでの臨床の経験で、起立性調節障害の子どもが回復していくまでには、3つの時期を経ていくと考えています。3つの時期とは、**急性期、低迷期、回復期**です。

これは子どもが、エネルギーを回復させていくためのリハビリの過程としてとらえることができると思います。ひとつずつ見ていきましょう。

①急性期

発症から診断がつくまでの葛藤と混乱が起こる時期です。

発症直後は長引く不調の原因や対処法がわからずに混乱し、葛藤していくなかで激しく心身を消耗していきます。次第に活動量が低下していくのに伴い、1日を過ごすために体に必要なエネルギーの備蓄が徐々に減少し、余力がなくなるどころか、毎日過ごすだけの十分なエネルギーが不足した状態になっていきます。

医療機関を受診して、起立性調節障害の診断がつくと治療が始まります。診断の受け止めかたはさまざまで、**「診断がついてホッとした」と話す患者さんから、なかなか受けとめられない患者さんやご家族の方もいます**。多くの患者さんとご家族は、徐々に疾患についても理解が進み、先の見えない不安を抱えながらも、それぞれの方向性が少し見えてきます。**100人いると100通りの経過をたどる**ため、それを踏まえたうえでの医療機関でのフォローが必要になります。

②低迷期

治療を始めても、なかなか調子が戻らず苦しい日々が続く時期です。

活動量の低下が持続すると「**デコンディショニング**」（104ページで後述）により、体力（筋力）はさらに低下していきます。この段階では倦怠感や易疲労性が強くなり、これまでどおりの日常生活は難しくなります。

思うように学校に通えなくなる期間が続くことにもなりますので、保護者、医師、教師など周囲の大人と相談しつつ、自分の体と社会の折り合いのつけかたを模索していきます。そして、学校の「時間割」ではなく、自分の体調に合った「**自分の時間割**」（162ページで後述）をつくって過ごし、エネルギーをためていきます。

また、活動量を徐々に増やし、今の自分ができる好きなこと見つけて、少しずつスキルアップしていくことは、エンパワーメント（自分の持っている力を引き出す）につながることが期待されます。そしてその生活は、今の自分にとってOKであると思えることも大切であり、それはストレス軽減につながります。

③回復期

低迷期の模索を経て、エネルギーを消耗しすぎない生活が少しずつできるようになってくる時期です。自分が今もっているエネルギーの量に合わせて毎日が過ごせるようになれば、徐々にエネルギーも増えていきます。

すぐに元通りとまでは行かないとしても、エネルギーの使いどころと抑えどころが少し見えてくると、自分のしたかったことや病気のせいでできなかったことに取り組む意欲がわいてきます。そのようにして**自分の体調を理解し、自分なりのエネルギー配分を考えながら活動ができるようになったら「回復した」といえる**でしょう。

発症から回復まで、以上のような過程を経ていくことになりますが、そこに至るまでは数年を要することが多いのも実情です。

▼エネルギー量をコントロールする

起立性調節障害のためにふだんは朝なかなか起きられず、遅刻や欠席を繰り返している子どもが、遠足などのイベントのときはばっちり目を覚まして、嬉しそうに出かけて行くことがあります。

通常の毎日とイベントの日の備蓄エネルギー（イメージ）

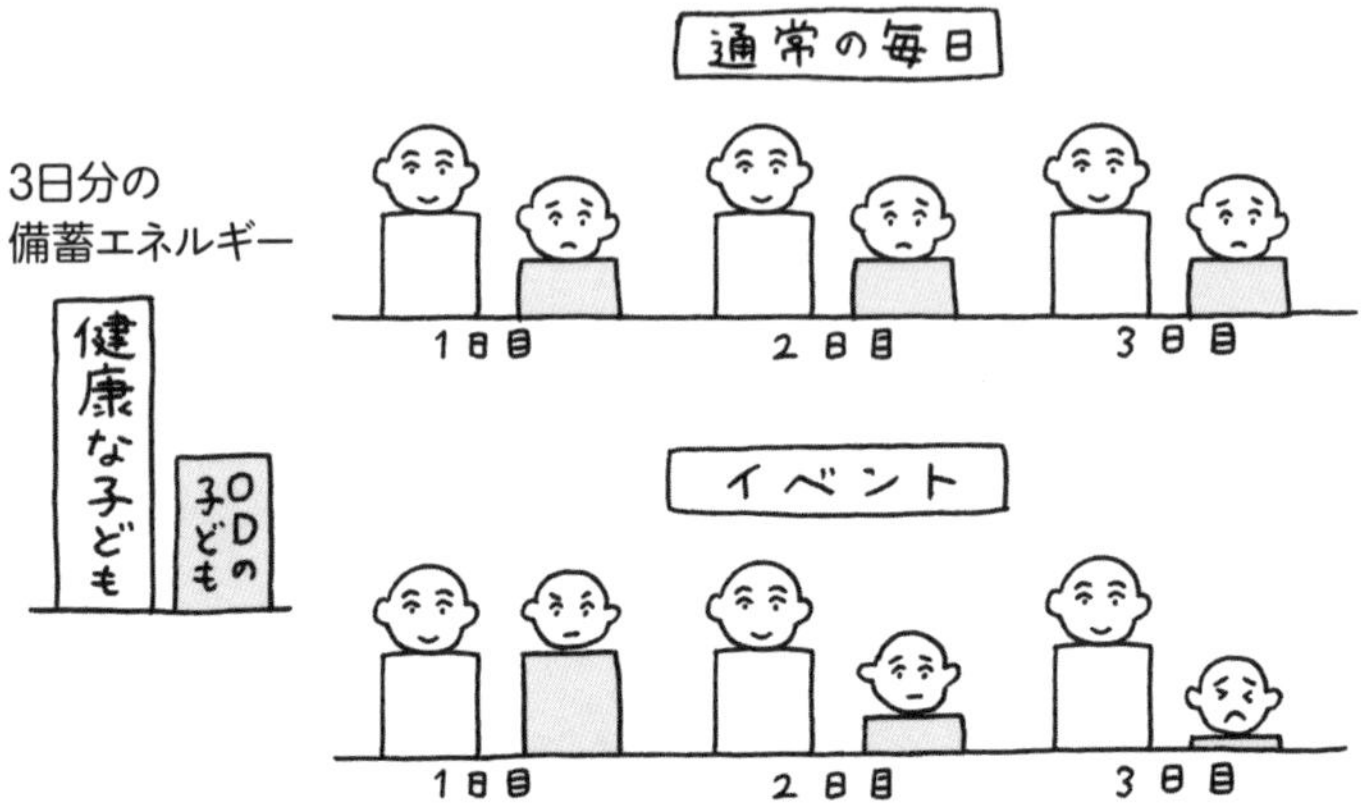

備蓄エネルギーが少ない起立性調節障害の子どもが、イベントの日にエネルギーを使いすぎると、次の日にはエネルギーが切れてしまう。

お母さんは、「**イベントの日はこんなに元気に学校に行けるのに、どうしてふだんの日は行けないの？**」と思うかもしれません。でも、イベントの翌日はもうぐったりしてしまって、まったく動けないといったことがよく起こります。

この不思議な現象について、エネルギーの観点から考えるとこうなります。

イベントの日は興奮してしまって交感神経が活発に働き、子どもの背中をグングン押し、その日のうちに３日分近くのエネルギーを使わせてしまったのではないかと思われます。だから、次の日はもうすっかりエネルギーが枯渇《こかつ》してしまって動けなくなってしまうのです。

毎日をコンスタントに過ごすためには、備蓄エネルギーを一気に使い果たしてしまうのは、よくないかもしれません。しかし、たとえ翌日に響いたとしても、イベントを楽しめたことは本人にとっても喜ばしい経験ですし、気持ちもはずんだはずです。またこれが、ひとつの成功体験として次につながる可能性も秘めています。

子どもが嬉しそうにそんな出来事を話してくれたら、私は「**やりたいと思ったことができてよかったね！**」と声をかけます。そして、「**この経験を生かして、自分のエネルギー量をうまくコントロールして、上手に使えるようになるといいね。そのさじ加減は、あなた自身にしかできないことなんだよ**」と、忘れずに付け加えています。

▼アクセルとブレーキを使う

体調がよいとき、子どもはつい、あれもこれもと頑張ってしまいがちです。遅れを取り返したいという気持ちもあると思います。しかし、頑張りすぎるとエネルギーが切れて、再びつらい日々に逆戻りしてしまいます。

特に注意したいのは、低気圧や夏の暑い日など、エネルギーが消耗しやすい日です。マラソンで例えれば、このような日は登り坂にあたるといえます。そのような登り坂にさしかかったとき、平地での走りかたの勢いのままで走ると、エネルギーを激しく消耗して、バテてしまいます。

そうならないように、エネルギー配分を心得たランナーであれば、登り坂に入ったら、ちょっとペースを落とします。起立性調節障害も同じです。**低気圧や夏の暑い日は、過ごしかたを登り坂モードに変え、疲れる前に休み、継続できるエネルギーのリズムで過ごすことが大切**です。

また、症状が回復して自分で「もう少しできるかもしれない」と思ったり、周囲から「もうちょっとできるかもしれないよ」と促されると、オーバーワークをしてしまい、再び具合が悪くなることもあります。

そうならないように、ある程度、「ブレーキをかける」ことも大切です。安全なロングドライブのために、**適度にブレーキをかけ、ときどきアクセルをやさしくふかす**ように心がけて運転するとよいのと同じです。

私は、起立性調節障害の子どもに、自分なりのアクセルとブレーキを知ってコントロールしてもらうのも、医師としての大事な役目だと考えています。

コラム「起立性調節障害と向き合う」②

▼起立性調節障害の実情を知ってもらうための映画を――ある映画監督について

2021年、福岡県の女子高校生たちが制作した自主映画『今日も明日も負け犬。』が公開されました。当時高校生で監督を務めた西山夏実さんが、自らの起立性調節障害の体験を映画化した作品で、これは全国的にも、海外でも話題となっています。

「頑張れない人にも理由があることをみんなに知ってもらいたい」「頑張れない人に寄り添いたい」という気持ちが込められているこの映画は、起立性調節障害の患者に大きな影響を与えています。

私は、西山さんとお会いして話をする機会が幾度かあり、体調の経過も教えてもらいました。西山さんの経過は、映画をご覧いただければわかりますが、多くの起立性調節障害の子どもたちと同様、いろいろな苦労をしてきました。西山さんのお母さんともお話ししましたが、お母さんは、いつも西山さんを心配し、大きな流れに飲み込まれないように注意を払っていらっしゃる様子でした。私はその姿に「母親の愛」を感じ、西山さんにとって、どんなときもお母さんの支えが大きな力になってきたに違いないと感じました。

『今日も明日も負け犬。』は、制作するうえで、さまざまな葛藤があったものの、多くのかけがえのない仲間とともに、そしてお母さんをはじめとする家族の支えがあってこそできた素晴らしい映画です。西山さんは、この活動のなかでも示しているように、大変な状況に立ちながらも、やると決めたことに情熱を注いで突き進む姿勢をもち、それが多くの人に感動を与えたことと思います。

西山さんは多くのメディアから取材を受けましたが、いつも冷静に受け止め、自分を見失うことはありませんでした。話題になれば、つい有頂天にもなりそうなところですが、決してそうならなかったのもすごいところです。

今、西山さんは『今日も明日も負け犬。』の活動から一歩退き、自分自身の道を模索しているとのことです。体調も以前に比べるとずいぶんよくなっているそうで、本当に何よりです。

私は、若いうちに稀有な経験をした映像クリエイターの次回作に期待したいと思っています。

第4章

起立性調節障害の子どもは、なにがつらいのか

起立性調節障害が体に及ぼす影響

▼眠れなくなってしまうメカニズム

起立性調節障害は、いろいろなつらさを伴《ともな》う病気です。それも発症した本人にしかそのつらさがわからず、しかも、周りの人たちにそれが理解されにくいわけですから、厄《やっ》介《かい》な病気といわざるを得ません。この章では、起立性調節障害の子どもたちが感じているつらさについて、私の臨床経験に基づいてお話しします。

最初は睡眠に関する問題です。起立性調節障害は朝なかなか起きられないことに始まって、さまざまな症状が出てきます。その根本原因は、これまでお話ししてきたように自律神経の機能不全です。

人間には体のなかに体内時計が備《そな》わっています。**体内時計は、地球周期の24時間よりも少し周期が長く24時間プラス10分程度**ですが、朝起きて光を浴びたり朝食を摂ったり、学校や会社に行くなどの社会的事情があることでリセットされ、いわゆる地球の周期に同調するしくみになっています。この体内時計のコントロールのもとに、健康であれば意識しなくても、朝になると交感神経が活発化して日中は心身ともに活動的になり（活動モード）、夕方から夜にかけて副交感神経が優位になって休息に向かいます（休息モード）。

一方、起立性調節障害では、このリズムが崩れて、**朝、交感神経が活発化せず、昼ごろまで休息モードになります。午後になってようやく交感神経が活発化して心身ともに活動的にはなるのですが、夜は目がさえて深夜になっても寝つけない**という状態になってしまいます。重症の子どもでは、夕方まで起きることができず、昼夜逆転になってしまうこともあります。これは、**睡眠相後退症候群**《そうこうたい》と呼ばれ、なかなか元の睡眠リズムに戻せず深刻な状況が続いている患者さんも少なくありません。睡眠時間が一定に保たれていたとしても、起床と就寝の時間が大きくずれ、学校や日常生活に影響が出ていたり、途中で目が覚めたりしてぐっすり眠れないなど、睡眠の質そのものが悪い可能性もあります。

この結果、夜ふかし↓睡眠不足↓運動量低下↓セロトニン低下ということになってしまうことがあります。セロトニンは小腸などの消化管、血液、脳内に存在する物質で、

普通の生活リズムと起立性調節障害の生活リズム

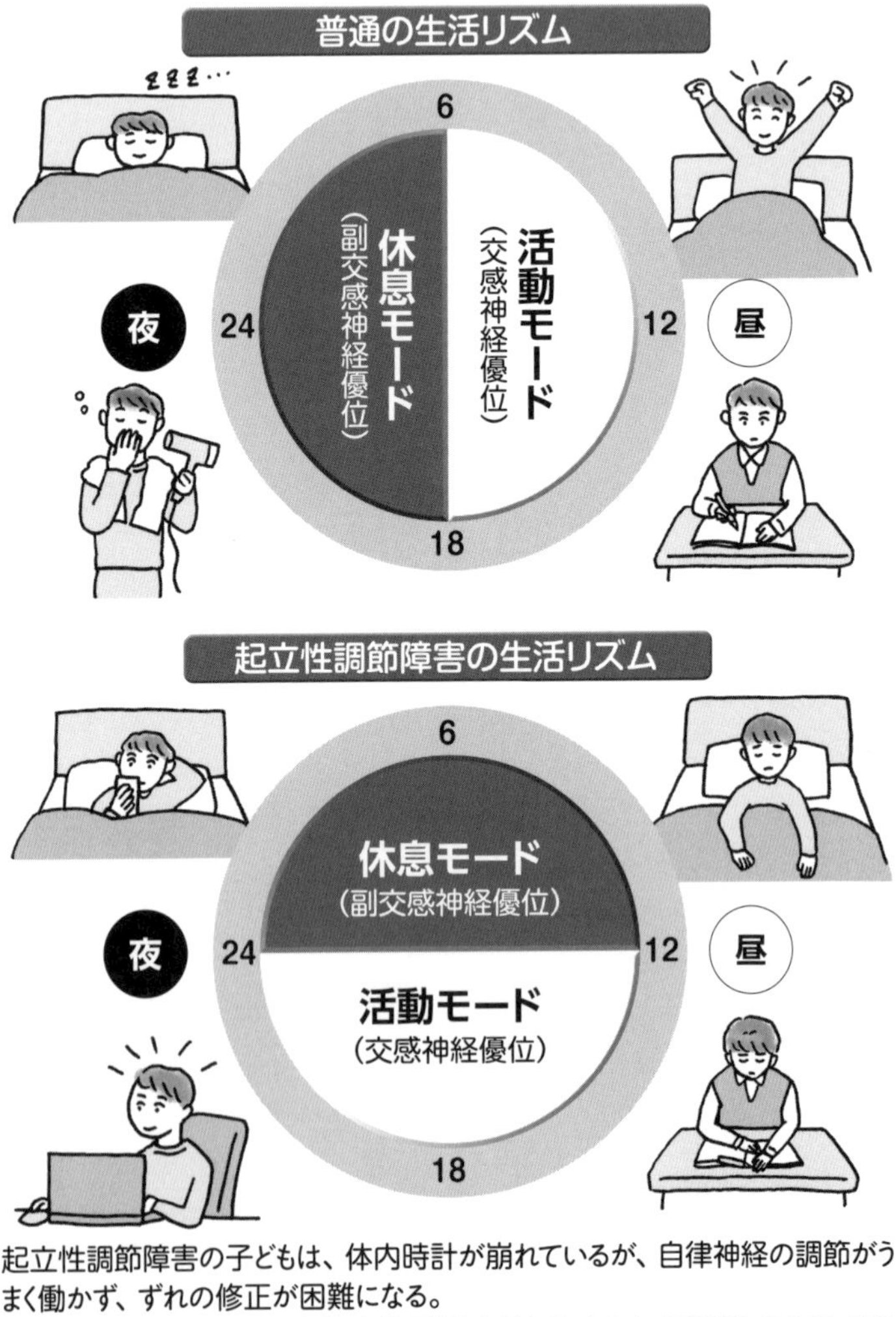

起立性調節障害の子どもは、体内時計が崩れているが、自律神経の調節がうまく働かず、ずれの修正が困難になる。

田中英高監修『起立性調節障害がよくわかる本』（講談社）を参考に作図

このなかでも脳内のセロトニンは、ドーパミンやノルアドレナリンと並んで「三大神経伝達物質」と呼ばれ、精神の安定や感情のコントロールに欠かせないものです。

セロトニンが低下すると、攻撃性や衝動性が強くなる、社会性が低下する、精神的に不安定になる、背すじを伸ばして姿勢を保つ力が低下する、といったことがみられます。

また、セロトニンの分泌量が増えると、睡眠を促すホルモンである**メラトニン**の分泌量も増えるという関係にあり、セロトニンが低下するとメラトニンの分泌も減り、ますます眠れなくなってくるという悪循環に陥ってしまうことになります。

メラトニンは、体内時計に働きかけて覚醒と睡眠を切り替え、自然な眠りに誘う作用があります。そして、朝、光を浴びると体内時計からの信号でメラトニンの分泌は止まるようになっています。就寝時間になったら電気を消すことでメラトニンはさかんに分泌されますが、**夜になっても部屋を明るくしていたり、パソコンやスマートフォンの光を浴びたりするとメラトニンの分泌が抑制され、夜眠りにくくなる入眠困難につながってしまう**わけです。

夜、眠くなるためには、**昼間セロトニンの分泌をさかんにすることが、睡眠ホルモンであるメラトニンの分泌を促す**ことにつながります。セロトニンを増やすためには、1

メラトニンが抑制されるイメージ

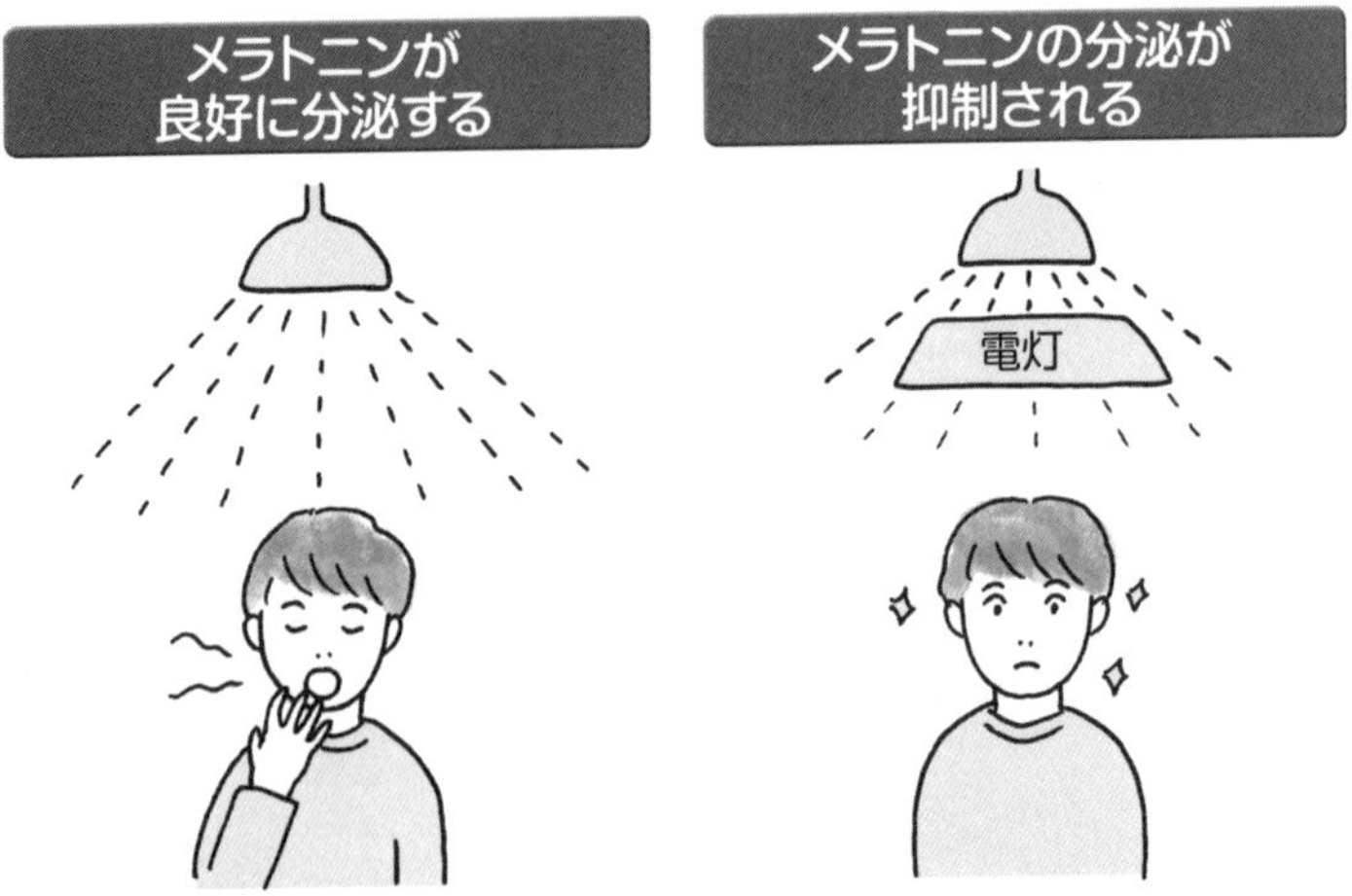

電灯を浴びると、メラトニンの分泌が抑制されて覚醒と睡眠を切り替えがうまくいかなくなる。

秒2動作といった一定のリズムを刻《きざ》む運動（リズム運動）も効果があるといわれていて、例えばウォーキング、サイクリング、窓拭《ふ》き（リズミカルに1秒間に2回、左右へと拭くなど）、ほうきでの掃除などで応用するのがおすすめです。

起立性調節障害における睡眠との関係については、近い将来、睡眠の専門家、教育、医療が連携し、全国規模でのプロジェクトが立ち上がる予定です。

夜しっかり眠れるようになるためのノウハウは、第5章で紹介します。

▼季節や天気で体調が左右される

すっきりと晴れた日は、気分が爽快になってなんだかやる気が満ちてくるものです。天候や気温、気圧などは自律神経にも影響を及ぼすため、このような気分になるわけですが、起立性調節障害の子どもも季節・天候・気温などによって症状の程度が変わってきます。近年、疾患と起床と、特に低気圧の関連に注目した**気象病**の研究が進んでいます。頭痛、めまい、関節痛、気管支喘息《きかんしぜんそく》などがあげられ、起立性調節障害とも密接に関係していることがわかっています。

季節については、一般的に**春の5月下旬ぐらいから夏にかけては症状が悪化する**傾向にあります。

毎年、日本に訪れる**梅雨《つゆ》**（5月下旬～7月）は、起立性調節障害にとっては厄介な存在です。雨や曇りの日には気圧が低くなり、自律神経に負の影響を与えます。実際、梅雨になると不調を訴える患者さんも少なくありません。

また、夏に近づいて気温が高くなって汗をかきやすくなると、体内の水分が減少してきます。これによって血圧は低下する可能性が高くなり、起立性調節障害の症状が現れやすくなったり、悪化したりします。また、梅雨明け後の**台風のシーズン**（7〜10月）が訪れると、梅雨と同様に体調が崩れやすくなります。

台風のシーズンが終わって、秋の10月下旬ぐらいから冬にかけては気温が低くなって、それに負けないようにと交感神経が活発になり血管が収縮して血圧が上昇するため、起立性調節障害の症状が軽快する子どもが多く見られます。ただし、寒さで皮膚血管が収縮して血流が悪くなりますから、体の「冷え」に悩む子どもも出てきます。

なお、これらはあくまで一般的な傾向であり、個人差があります。夏よりも冬に体調を崩しやすくなるケースもあります。

近年、異常気象により、夏の暑さが長引いたり、台風が10月以降も続いたり、起立性調節障害の患者さんにとって過ごしにくい季節が長くなっている印象があります。その点からも、私はCO_2削減をはじめ、1日でも早い地球温暖化防止への対策・実践が前に進むことを願って止みません。

また、天候と自律神経の関係では、天気のよい日は交感神経優位となり、曇りや雨の日は副交感神経優位となって、体のなかでは図にあるようなさまざまな生理的な変化が現れてきます。

天気と自律神経の関係

晴れの日→交感神経優位

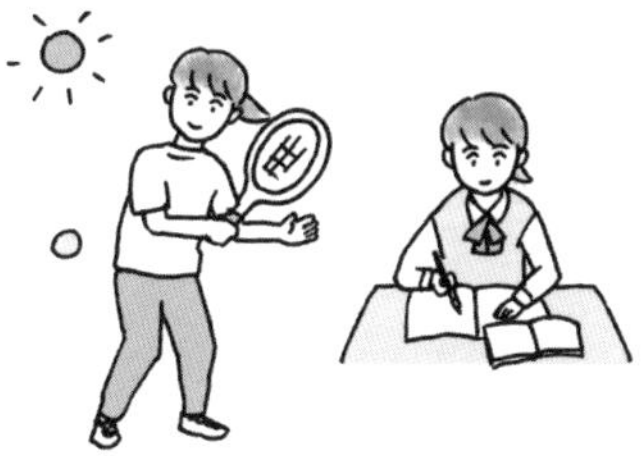

血圧・血糖・心拍上昇、精神の興奮、高揚、不眠、意欲の向上、分泌・排泄機能の低下、痛みの鈍化

曇りや雨の日→副交感神経優位

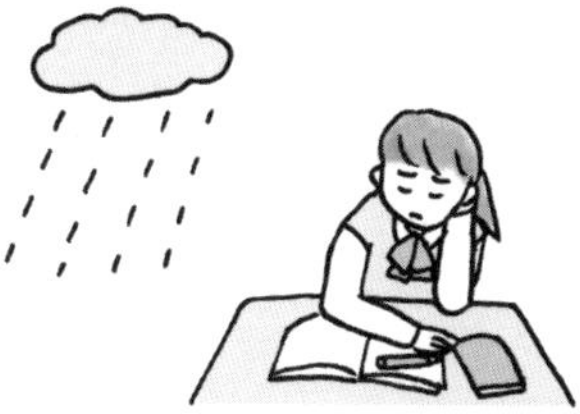

血圧・血糖・心拍低下、疲労感が出やすい、意欲低下、分泌・排泄機能の活性化、食欲増加、消化吸収促進、心身がリラックス

曇りや雨の日は、体調が悪いままで何もしなければ、さらに悪化するので、あえて体を動かして交感神経を優位にするように試みることが大切。

雨の日は疲労感が出やすく、意欲が低下してきます。起立性調節障害の子どもは、具合が悪いまま、なんの対処もしないでいると、さらに具合が悪くなりますし、横になると副交感神経がますます優位になってしまいます。

雨になりそうなときは、交感神経の働きが活発になるように、**ちょっとエキサイティングなこと（ゲームや趣味など）をやったり、多少きつくても、あえて可能な範囲で体を動かしたりする（事前に考えておく）のもよい**かもしれません。また、翌日雨になりそうなときは、前の日に体力を温存するなど、いろいろ工夫してみましょう。

自分の体調変化から「明日はきっと雨が降る」と予測する患者さんもいます。昔話に出てくる、日照りの続く村に登場する祈禱《きとう》師は、もしかすると起立性調節障害があり、体調の悪い日に祈り、雨を予期していたのではないかとさえ思ってしまいます。

▼起立性調節障害を悪化させる「デコンディショニング」

朝、起きようとしても体を起こせないとなると、しかたなく学校を休んで家で過ごすことになります。体調がよくなる午後は、外に出られるようにもなるのですが、学校を休んでいる手前、気軽に外出するのはためらわれます。結果、どこにも出かけずに家で座ったり、寝転んだりして過ごす時間が増えることになります。

しかし、こういう安静な生活が長く続くと、体は身体機能が低下して体調を崩しやすい状態なってしまいます。これを、**デコンディショニング**といいます。

「コンディショニング」は、「体の調子を指す『コンディション』を整える」という意味ですが、「デコンディショニング」は逆で、なんらかの原因により、「体の調子を整えることができなくなり、身体機能の低下や体調不良を認める」ことを指します。

横になっている時間が長くなり体を起こして生活する機会が減ったり、ほとんど外出せず歩かなくなったり、**日常の活動量が低下した状態が続くと、筋肉の萎縮《いしゅく》、筋力の低下、呼吸機能の低下、起立性低血圧、骨粗しょう症など**の引き金になります。このような身体機能の低下が起こると、体の調子を整える機能も低下することになるのです。

デコンディショニングの状態に陥《おちい》ると、体力不足から体を動かすのがおっくうになり、自発的な行動が減ります。すると、それは活動量の低下につながり、起立性調節障害の回復に必要な体力がさらに損なわれる、という悪循環に陥ってしまいます。患者さんが抱《かか》える疲れやだるさは、起立性調節障害の症状であるというだけでなく、このデコンディショニングが原因となっている可能性があり要注意です。

本人にとっては、「**安静にしているのに、調子が出ない。いつまで経《た》っても治らない**」という、出口の見えないつらさに苛《さいな》まれることになります。

私は以前、起立性調節障害の患者さん51名に対して握力の測定を行なう調査をしたことがあります。年齢別・男女別に集計したところ平均値より下回っていた（マイナス0・8SD）ことがわかりました。これはつまり、起立性調節障害の子どもに体力の低さが示されたものであり、デコンディショニングの影響が心配されました。特に、長い期間で登校できないでいる子どもは注意が必要です。なかには、歩くこともおぼつかないほど、体力が低下しているケースも見受けられます。

起立性調節障害の子どもは、「体を動かしたくても、だるくて動けない」と感じていることもしばしばです。しかし、それは、午前の時間帯においては確かにそのとおりですが、「一日中動けない」わけではありません。実際、私の外来診療でも、「午後から夜にかけては普通に動けます！」と話してくれる子どもも少なくありません。そんなときは、私は「よかったね！　夜動けなかったら、大変だよね。**夜の時間はゴールデンタイムだよ！　自分のやりたいことを少しずつやってみようね**」と伝えています。

デコンディショニングに陥らないように、動けるときには積極的に体を動かすことが必要です。起立性調節障害の子どもには、自分に合った無理のない運動を取り入れていくことが大切です。そのノウハウは、第5章でご紹介します（31ページの「ケース5」も参照）。

起立性調節障害が心に影響を及ぼす問題

▼ストレスを抱え込んで、つらくなってしまう

「合唱大会の練習で、立っているのがとてもつらい」

「遅刻だったけれど、いつもより少し早く学校に着いたら、先生から『頑張れば、もっと早く来れるんじゃない？』と言われた」

「やっとのことで電車に乗ることができて座っていたら、妊婦さんが乗ってきて、自分の目の前に立ったところ、ほかの乗客に『どうして、席を譲れないの？』と言われて、何も言えず次の駅で降りた……」

「今の生活、隠れているみたい……」

これらは起立性調節障害の子どもたちが、私に会ったときに、つらそうに話していたことです。彼らが、いかに日頃から社会的な面で心を動揺させられ、苦労していることが、うかがい知ることができると思います。

社会生活では、どんな人でも心理的なストレスを受けずにはいられませんが、第2章でもお話ししたとおり、起立性調節障害を抱える子どもにとっては、心理的ストレスが症状のさらなる悪化につながることがあります。

起立性調節障害の患者さんの性格傾向として、「一見まじめないわゆるよい子が多い」、「周囲に合わせて自分の主張や意見をあまり述べない」「期待に応えようとして頑張ってしまう」などがあげられています。診察室でも私の話をよく聞いてくれ、とても素直に自分のことを話してくれます。いわゆる「**いい子**」であるとしばしば感じます。

幼稚園や小学生のとき、先生から「**できる子**」と評価されるような子も少なくないと思います。その子のお父さんやお母さんも、「子育てであまり手を煩《わずら》わされた覚えがなかったように思います」と話されることが多いのです。

このような性格傾向をもつ子どもは、集団生活のなかでも先生や友だちに合わせて行動し、いわゆる「ノー」といえないタイプとなります。このようなタイプを「**過剰適応な性格**」とも呼びますが、「自分が、自分が」と主張する子どもではなく、**わがままをあまりいわないことで、逆に無意識のうちにストレスをため込んでいる**のかもしれません。

また、おとなしくて生真面目《きまじめ》で、なんでも完璧にやりこなさないと気がすまないという性格傾向も見受けられます。こんな子どもは、パーフェクトを目指してつい頑張りすぎて、周囲の期待に応《こた》えようとします。これが心理的なストレスとなっていくのです。

例えば、ようやくの思いで午後から登校したとき、もしかすると「どうして遅れてきたの？」とクラスメートから聞かれることがあるかもしれません。それが問い詰めるような質問でなくても、その問いに答えるのは決して容易ではありません。なぜなら、答えかたによっては、サボりや怠《なま》けと誤解される可能性があるからです。

私は起立性調節障害の子どもの心理的ストレスを少しでも減らしてほしいとの願いから、外来で、「学校で『なんで遅れてくるの？』と聞かれたり、しんどいことを頼まれそうになったら、『お医者さんに止められているから無理だよ。治療方針なんだって。本当は、私（僕）だって朝から来て、みんなと一緒に授業を受けたいんだよ』と言えばいいからね。きっとみんな、『そうなんだ』と思ってくれるよ。『先生のところに質問に来てもいいよ』と伝えてもいいよ。たぶん誰も来ないと思うけど（笑）。医者のせいにしてもいいんだよ」と伝えることがあります（本人が、病気や通院についてクラスメートに知られてもよいと思っているケースに限ります）。学校での心の居場所をつくるうえで、必要な作戦のひとつです。

もちろん、「いい子」であることは、決して悪いことではありません。私は、そのような子どもたちを否定したり、変えようとする気持ちは毛頭もありません。むしろ、そのスタイルを大切にキープしてほしいと思っています。そして、そのよさを生かす工夫を話し、応援したいと思っています。

私は、子どもたちにこんな例え話もよくします。「世のなかにはいろいろな人がいて、朝早起きが得意な人がいる。例えばお魚や野菜の市場で働くのはそういう人たちに任せればいいよね。でも、朝早起きが苦手な人だっている。そんな人が無理する必要は全然ないんだ。スパッと決断できる人は、一瞬の判断をする必要があるスポーツや市場での競りが向いているし、何事にも慎重で時間をかける人は、研究や緻密な計算や作業が必要な仕事、ロケットを飛ばしたり、薬の調剤などが向いていると思うよ。それぞれ人に向いた仕事が必ずあるはずだから、君も自分自身の道を探すといいよ！」と。

▼あきらめの気持ちが無力感をつくる「学習性無力感」

長い間、私の外来診療を訪れる起立性調節障害の子どもと接してきたなか、前述のとおり、いわゆる「いい子」と感じてきました。周囲の人たちを気遣い、細やかな気配りができる子が多いのですが、それは裏を返すと、自分の生きかたを抑えているといわざるを得ない状況になっていると気づきました。

自分でもよくわからない体の変化に振り回され、今後どうなっていくのかもわからない。そのうえ、周囲から心配されたり、優しく、ときに厳しく激励されたりします。しかし、まったく前進できず、悪化することさえあり、そのうち、「こんな状態から抜け出せないのは、自分の努力が足りないからだ」と感じて、あれこれとさらに頑張ろうとし続けます。しかし、これが一向に功を奏さないと、「自分は何をしても無駄だ」と、一種のあきらめを感じてしまうことになるのです。これを「**学習性無力感**」といいます。

学習性無力感がつくられてしまうと、当人の心に、次のような影響が現れます。

・環境に積極的に働きかける意欲が低下する
・行動しようとしなくなり、行動しても続かなくなる
・学習をする能力が低下し、新たな学習をしようとしなくなる
・情緒的に混乱し、悲しみやうつ状態に陥《おちい》る
・自尊感情や自己肯定感が著しく低下する

このような状況にならないためには、まずは起立性調節障害を正しく理解し、うまく付き合っていくことが大切になります。起立性調節障害は、見た目にはどこがどう悪いのかわからない病気ですから、周囲の人が理解しにくいだけでなく、当の子どもも自分

の体がよくわからず、なかなかうまく受け止められません。それで当人は、見た目にはほかの子と違わない自分が不甲斐ないと感じられ、しまいには、自分を責めるようになってしまうことにもなりかねません。

そうではなく、例えば、起立性調節障害は見ただけではわかりにくいけれど、実は骨折のような病気だと捉えてみてもよいでしょう。**足を骨折してギプスをつけている人に対しては、「いまから100メートル走りなさい」とは、誰も言いませんし、ケガしている当人も「骨折が治るまでは、走れなくてあたりまえ」と思える**ものです。

病気と正しく向き合うことができれば、「**世の中には努力だけではどうにもならないこともある**」「**頑張れないときもある**」と、腹をくくり、開き直って現状を受け入れられるようになります。それが治療の第一歩となります。

周囲の大人も学習性無力感というものを理解したうえで、子どものつらい状況に共感し、支えてあげることが大切です。そして、今できること、自分のやりたいこと、好きなことを少しずつ続け、上達することを目指すよう提案することも大切です。

自分のやりたいことを聞くのは少しハードルが高いので、私は子どもには「好きなことはなーに？」と尋ねます。すると、「ゲーム」と返ってくるのが常です。私は、「ゲームももちろんＯＫだけど、ハイスコアを取ってもお父さんやお母さんが涙を流して喜んでくれることはたぶんないよね。お料理やお菓子をつくったり、花を育てたり、楽器を練習したりするのはどう？　きっと一緒に喜んでくれると思うよ」と提案します。

なお、好きでゲームをしているのではなく、やることがないからゲームをしている子どももいます。ゲームに集中しているときは、現実のストレスから少し離れることができる効果はありますが、もし、ゲームに集中できない場合、それは高ストレスになっている可能性があります。

起立性調節障害に振り回されて自信を失ったり、挫折を感じたり、学習性無力感に陥っている子どもに対しては、私は「今まで本当に頑張ってきたんだね」「悪いのは起立性調節障害なんだよ」と声をかけ、「**今の自分の体調に合わせた生活ができれば、まずはそれでＯＫだよ！**」とお話ししています。体調が悪くて学校に通えない間でも、少しずつできることを行いながら、可能な範囲でエンパワーメントしていくことがとても大切です。

▼学校に行きたくても行けないつらさ

起立性調節障害では、学校への遅刻が多くなってしまいます。また、症状が重ければ、欠席もするようになり、学校の勉強にますますついていけなくなります。

軽症であれば、学校生活にあまり影響のない子どももいます。中等症では、昼頃元気になって登校し、勉強や部活などができる子もいますが、授業中はもちろん、休み時間であっても途中から教室に入るのが心の負担になって、遅刻するなら学校に行くのは嫌だという子もいます。

また、起立性調節障害を知らない学校の先生、あるいは友だちにとってみれば、午後の元気な姿を見て、病気であることなどきっと信じられないに違いありません。なにげなく、「なんで来れないの？」とか「気合が足りない」とか、さらには「怠けている」「サボっている」とつい言ってしまうかもしれません。しかし、必ずしも学校の先生や生徒さんが悪いとは限りません。学校で起立性調節障害について知る機会は必ずしも多くないのが現状です。私はそこが解決すべき問題のひとつだと感じています。

こんなことが続いたとしたら、起立性調節障害の子どもは学校のなかでの居場所がしだいになくなり、「自分はダメなんだ」と自尊感情が低下し、さらにはいじめを受けることもあります。そして不登校につながっていきます。

なお、この「不登校」という言葉には、注意が必要です。不登校の「不」には、否定的な意味があり、登校しないことが、まるで悪いことのようにも捉えられる可能性があるからです。登校できない当事者に、「学校に行きたいのに行けない」という気持ちがあっても、「不登校」という言葉にはその気持ちが含まれません。本人にしてみれば、「行きたいのに行けない」という気持ちが誰にもわかってもらえないと、あきらめの気持ちになり、「行きたくない」に変わってしまうことにもなりかねません。

「不登校」という言葉は、学校にいけない子どもや保護者の心を、知らず知らずのうちに傷つけているかもしれません。ある保護者が、「うちの子は不登校ではありません。病欠です」と言って、子どもをかばっていたのを聞いたことがありますが、そのとおりだと思いました。

私は、まずは学校の授業（「保健体育」など）やホームルームで、起立性調節障害について子どもたちに伝え、一緒に考える機会をつくってもらいたいと切望しています。

▼「教育を受ける権利」があると考える

これまで起立性調節障害の子どもと接してきたなかで、ひとつ提案があります。

小・中学校は義務教育であることは、今さらいうまでもありません。これは国が子どもたちに対して就学の義務を課しているのではなく、大人が子どもたちに教育を受けさせる義務があるということです。国は「**教育を受ける権利**」を国民に対して保証しているというのが、義務教育の真の意味と考えられます。

であるならば、義務教育の小・中学校は、ほぼすべて朝8時半頃から始まりますが、これまでの固定化された時間の枠を脱して、午後や夕方のクラスをつくることも提案したいです。そしてそのクラスに自然に通える雰囲気をつくることも大切です。教育を受ける権利、健康を守ってもらう権利は、すべての子どもに平等であるはずです。

高等学校になると、**全日制**、**定時制**、**通信制**、また**単位制**と教育の枠組みが広がり、単位の取りかたも増えます。私は起立性調節障害の子どもが、いくつもの選択肢のなかから**自分の体調に合った道を選び、目に輝きを取り戻して生き生きと歩み始めるようになった子ども**をたくさん見てきました。もちろん、小・中学校の時間の枠を変えるためには、さまざまなハードルがあるとは思いますが、少しずつでも現状が改革されていくことを願っています。

▼自分のなかの3人の自分

起立性調節障害の症状が重くて登校できない子どもたちは、ただ漫然と学校を休んでいるわけではありません。日々の診療のなかで子どもたちの声を聞いていると、彼らはいろいろなことを考えていることがよくわかります。私は、そんな彼らには「自分のなかに3人の自分がいる」と捉えています。

1人目は、学校に行けずに勉強もついていけずにいることに「**困っている自分**」です。これは今、自身の身に起こっている事実を受け止め、悩んでいる自分です。

2人目は、今の時間をどう過ごそうかと考える、「**守ってくれる自分**」です。これは、例えば困っているままだと、どんどん気持ちが沈んでしまうので、ゲームでもして気持ちをほかに向ける、といったように考えます。あるいは、起立性調節障害でずっと休んでいる子どもの多くは修学旅行や遠足などのイベントに参加するかどうか悩むことがありますが、参加しないと判断したとき、その判断を暗く考えるのではなく、「今は具合

現状を受け止め、考える「3つの自分」

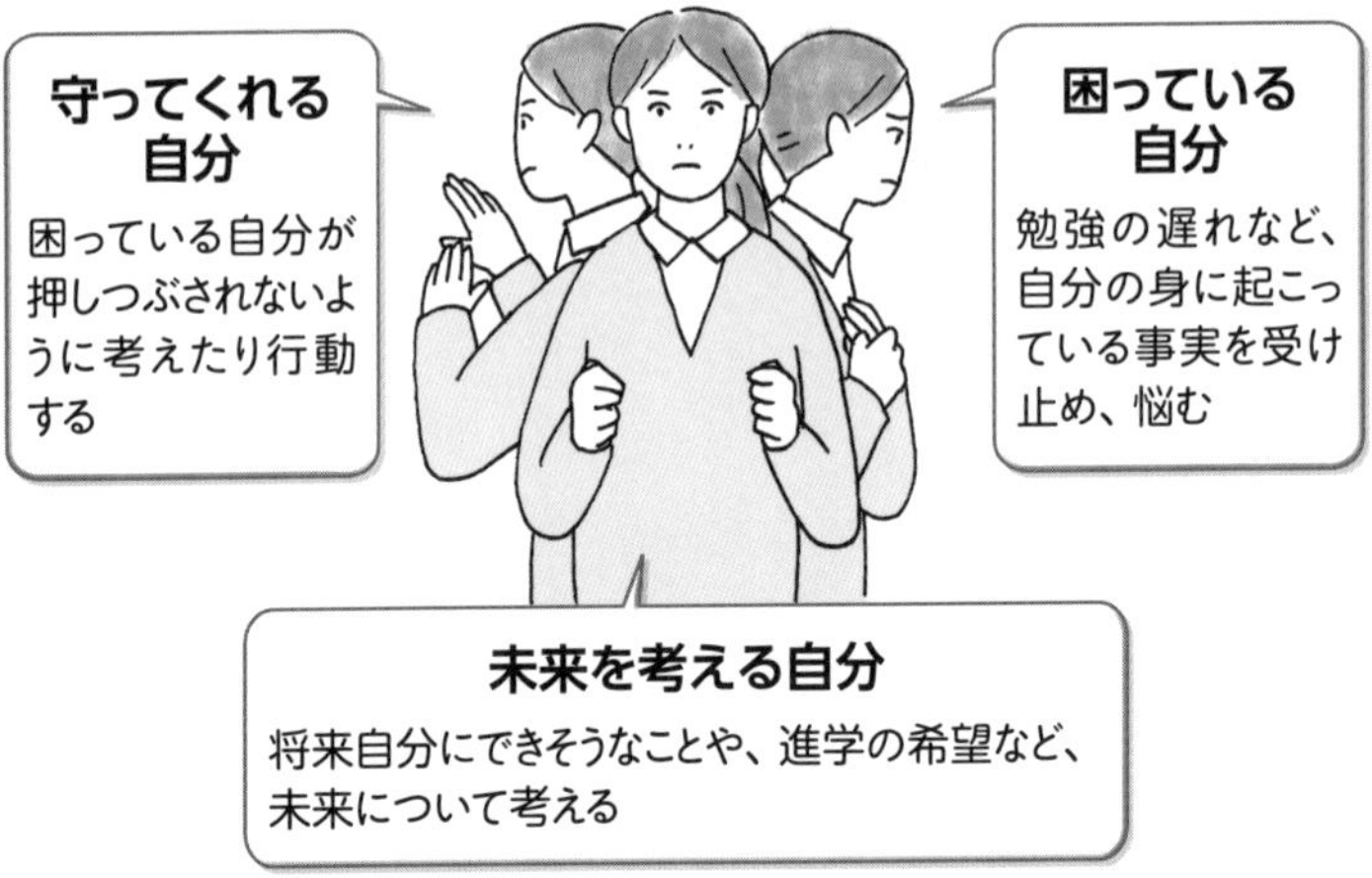
守ってくれる自分
困っている自分が押しつぶされないように考えたり行動する
困っている自分
勉強の遅れなど、自分の身に起こっている事実を受け止め、悩む
未来を考える自分
将来自分にできそうなことや、進学の希望など、未来について考える

子どもは、ただ漫然と困っているのではなく、自分の現状を受け止めて考え、対応しようとしている。

が悪いんだから、行かなくていいんだ」と肯定的に考えます。自分で自分にOKサインを出して自分を守る、というわけです。

子どもが答えを出すことに難渋しているとき、自分でいろいろ調べたり、考えたり、保護者に相談したりしながら、ついに自分で答えを出したとき、私は、「**どのような結論であっても、答えはすべて正解ですよ**」とお話ししています。悩んだり立ち止まる必要はなく、自分の出した答えを信じて、次へのステップを踏み出してほしいと考えているからです。

そして3人目が、「**未来を考える自分**」です。中学3年生くらいになると、高校進学やその先の自分の未来について、ほとんどの子どもが考え始めています。それで、自分の考える未来が実現できるかどうか不安を感じている子どもも少なくなく、「将来、大学に行きたいけど、通えるかどうかが不安です」と話す子どももいます。

もちろん、自分のやりたいことを描き、今できることをみつけて、ちょっと目を輝かせながら、少しずつ歩んで行く子も少なくありません。中学校を長い間休んで勉強がわからなくなってしまっているとき、ここであきらめさせないいろいろな手立てを未来志向で示してあげることが重要なポイントです。

未来への不安を感じたときは

▼心のリハビリの必要性

私の外来診療には、思春期前後の子どもだけではなく、中学や高校生のときに起立性調節障害の診断を受けてから、長い年月この病気と付き合って成人近くになり、「起立性調節障害が変わらず続いている」と心配して来院される方もいます。そして、「朝起きられない状況が続いている」と話します。ところが、そのような人に新起立試験を行なってみると血圧も心拍数も正常ということがあります。

起立性調節障害という病気が長期にわたる場合、身体的にはほぼ改善していても、まだ心理的な影響が残っている人が多いということを、私は青年期、成人の患者さんと接して実感しています。自分では意識していないかもしれませんが、「病気だから仕方ない……」というマイナスの気持ちが続いて改善を足止めしているように感じられます。

治療が長期化することの多い起立性調節障害のつらさが、こんなところにもあります。

彼らは学校を長期にわたって休むことによって、自分が本来歩む道から外《はず》れているのではないかと引け目を感じ、なかなか前に進めないという気持ちを抱えて過ごしてきました。しかし、新起立試験で異常がなければ、嬉しい半面、起立性調節障害でないとしたら、「自分は一体なんなんだろう？」と自分の立ち位置に悩んでしまうこともあります。その葛藤に対処するうえでも、医師として体調のケアをするとともに、心のケアをしていくことがとても重要ではないかと私は考えるようになりました。

このことは、デコンディショニング（104ページ）や、学習性無力感（110ページ）の影響もあり、合わせて考える必要があります。

▼自分に合った高校が必ずある

私は、中学生のときに症状が重くて学校に思うように通えなかった子どもが、勉強を少しずつ頑張って自分に合った高校に進学し、新しい道を歩み始めたという例を数多く見てきました。

高校には全日制だけでなく、さまざまなシステムの高校があり、将来やりたいことなども視野に入れて進路を選択する必要があります。以下、さまざまなタイプの高校を紹介していきましょう。

①全日制高校

朝から午後まで授業があり、登校できず規定の出席日数や授業の取得単位数が足りないと進級できません。進学後、遅刻や欠席が多いと進級できずに留年することになります。留年した子どものほとんどは、1学年下の生徒と一緒のクラスになるのは嫌だと思い、また留年しても回復するかどうかもわからず、退学して通信制高校に転学するケースが多くみられます。起立性調節障害の子どもが全日制に入学後に転学する割合は2〜3割ぐらいとの報告もあります。高校になると回復していくことも多いのですが、全日制高校の進学を考える場合にはこの点に注意が必要です。ちなみに、私は全日制に行きたいと考えている中学生の意見を尊重して、前述のことを含めて前向きに応援していきます。逆に、自ら朝の遅刻や欠席を繰り返すかもしれない全日制への進学をはじめから選択しない中学生もいます。ただし、その選択は本当に好んだ選択ではなく、やむを得ず選んだものであることも周囲は知っておくことが大切です。私は「その選択はＯＫ！とてもいいと思うよ」とエールを送ります。

②定時制高校

昼間働いて夜学ぶ生徒たちのための高校というイメージもありますが、現在は週5日、午前の時間帯、午後の時間帯、夜間の時間帯のなかで授業を受けることができるようなシステムとなっています。学校行事などは全日制高校と同じように行われているところを多く、スクールライフも楽しむことができます。夜間では卒業までに通常4年かかります。

③通信制高校

かつては自宅でレポートを作成し、メールや郵送などで提出して添削《てんさく》指導を受けることが多かったところが、近年ではオンラインでの講義も導入されています。1年間で決められた日数の登校が必要です。面接授業（スクーリング）と単位認定試験のために登校する形のものと、自宅でのオンラインによる受講やレポート作成にプラスして週に1～5回登校し、単位認定試験を受ける通学型のものとがあります。体調が悪くてなかなか学校に通えない場合には、**自宅まで教えに来てくれる個別対応が可能な学校もあります**。これらのシステムによって、定められた単位を取得していきます。

④高等学校卒業程度認定試験（高認）

高校に通わなくても、この試験に合格すれば、大学受験などの資格が得られます。家庭での学習だけでは不安な場合、この試験に合格するための勉強を支援する予備校や塾などのサポート校もあります。私の外来診療でも、通信制高校にも通うことができず、高認を受けて大学に合格した患者さんは少なくありません。

高校を選択するときにいちばん大事なのは、**子ども自身のライフスタイルに合わせて、どんなシステムのどんな学校に行きたいかという希望を優先させること**です。親の希望で全日制の高校に進学したけれど、どうしても通学することができなければ、結局、中退してしまうことになりかねません。

「この大学に行きたいから、この全日制高校の学校に入学したい」という理想をもっている子もいるでしょう。しかし、自分の体調によっては、理想をあきらめなければならないこともあります。理想と考えていた高校に入学できなければ、挫折と感じ、自分の人生を悲観してしまうこともあるかもしれません。しかし、未来のある10代の子どもですから、思っても見なかった素晴らしい出あいをして、自分に合った理想がまた新たに見つかることも期待できます。

212ページで「非理想人生」というインターネットのブログを紹介しています。5年間、起立性調節障害で苦しんだ子どもが、通信制高校に通うなかで新たな理想を見つけた記録がつづられています。進学に関することで挫折を感じている子どもには、きっと参考になると思いますので、ここでお伝えしておきます。

私は、高校の選択をした子どもには、「**ぜひ、高校生活をエンジョイしてほしい**」と伝えています。自分の体調に合った学校を選択することで、遅刻や欠席という巨大なストレスから解放され、そのストレスに費《つい》やしていたエネルギーをこれからの高校生活、そして未来のために使ってほしいという願いを込めて話します。といっても、私がいうまでもなく、多くの子どもたちは自分のやりたいこと、できなかったことに少しずつ取り組むようになっていると感じています。

▼転学も賢明な選択肢のひとつ

そもそも、高校に通ううえで、絶対にはずしたくないことはなんでしょう？

私は起立性調節障害の子どもと保護者に「**高校で絶対に押さえておきたい目的は、卒業証書をもらうこと。それは次のステージ（進学・就職など）に向けての入場券やパスポートのようなものだから**」と話しています。

卒業証書は、全日制高校であろうが、定時制高校であろうが、通信制高校であろうが、どのようなシステムの高校でも、文部科学省の定めたカリキュラムをクリアすればもら

高校に通う目的「卒業証書」

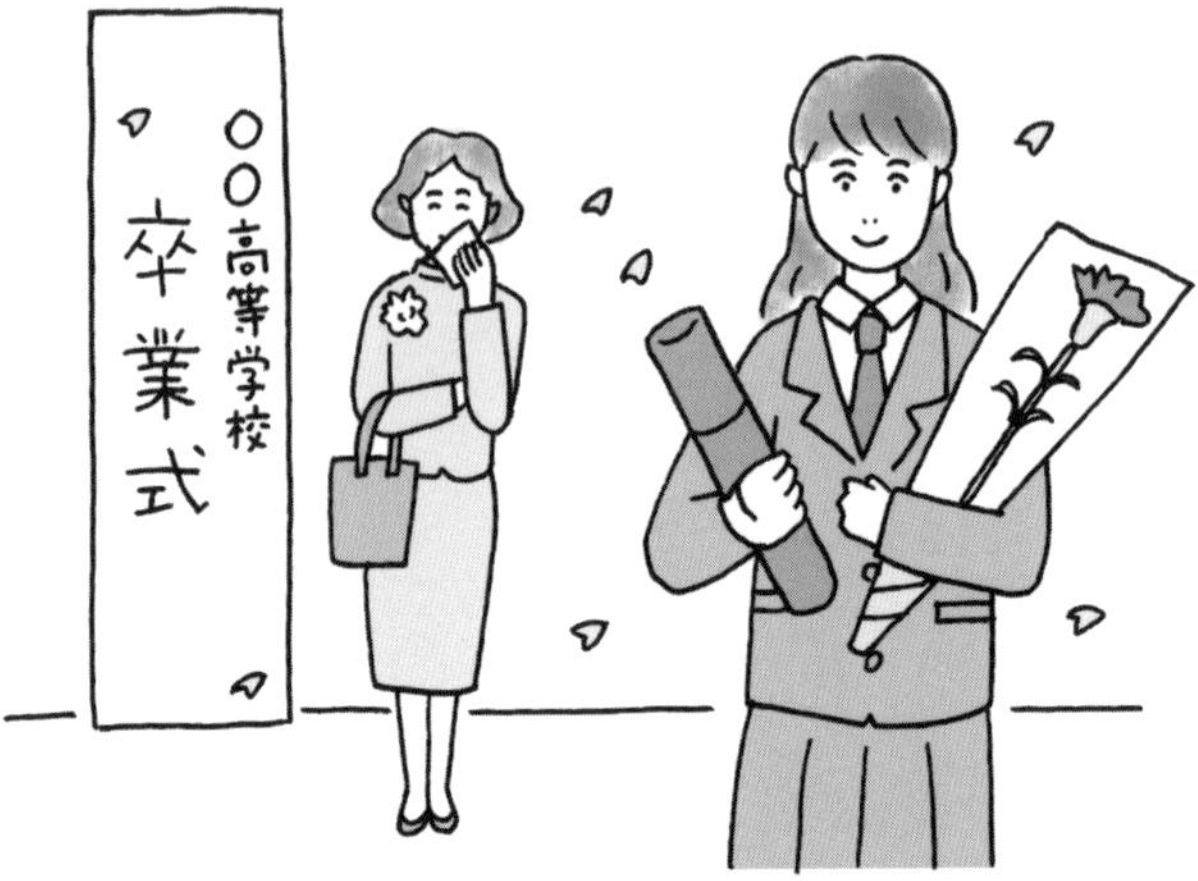

子どもの希望や体調を考慮し、きちんとクリアできる高校を選択し、卒業することが大切。

うことができます。だからこそ、子どもの希望や体力などを考慮して、ちゃんとクリアできる高校を選択することが大切です。

選んだ高校（例えば全日制高校）に、どうしても通えないとなったときは、通いやすいシステムをもった別の高校に転学することも賢明な選択肢のひとつになります。前項で紹介したように、その門戸はたくさんあるのです。私自身、転学して目の色が輝くように元気を取り戻した子どもたちを見て、何度感動し、嬉しく思ったかわかりません。

起立性調節障害でつらい思いをしている子どもたちですが、大人が想像する以上に彼らは考えていますし、自分のことを知っています。また、自分の未来に向けて強い決断をしています。必要以上に不安を抱いて困惑しているのは、むしろ保護者のほうに多いと感じることもあります。私はそんな方々には、「どんと構えて、子どもたちを信じて見守ってほしい」とお願いしたいと思っています。

もちろん、我が子のことですから心配して当然のことだと思います。お母さんがとても疲れていて、ときには外来診療で声を出して泣かれることもあります。きっと、子どものつらさをわかっているものの、自分のつらさにも耐えられなくなってのことと思います。そんなときは、私は保護者のフォローに徹します。

そんな保護者も、我が子が体調に合った自分の道を歩み始め、徐々に元気になっていくのを見ると笑顔が出てきます。

コラム「起立性調節障害と向き合う」③

▼当事者同士で集まり、できることを一緒に増やしたい――Yさんについて

Yさん（女子）は、小学校6年生の春から、起立性調節障害で体調を崩し、小学校に通えなくなりました。その一方で、中学に入学したら新しい友だちをつくりたい、部活にも入りたい

と期待していました。しかし、入学後、朝から登校できたのは最初の1週間のみで、その後は遅刻しながら通いました。入部した吹奏楽部も秋の文化祭まで練習に参加しましたが、体調はよくならず、とうとう学校に通えなくなりました。

「学校に行きたいけど、行けない……」、つらい日々が続いています。

ある診察日、私のところにきたYさんは、心のなかで模索してきたことを話してくれました。「起立性調節障害の子どもが集まれる場をつくりたい」「専門的なことを勉強する場ではなく、お互いの気持ちを共有できる場にしたい」「そのためのNPOをつくりたい」と言うのです。すでに、地元の横浜市の協力を得る話もできていて、私はその発想と起動力に驚きましたが、応援すると告げ、必要に応じてアドバイスすることも引き受けました。

Yさんは、2023年6月、「起立性調節障害の子どもたちの会」（211ページ参照）を立ち上げました。そこでは、「当事者同士で、できることを一緒に少しずつ増やす」ことを目的に、インターネットや対面での交流会を行なっています。

その一方で、Yさんは、いろいろ大変かもしれないけれど、やはり今の中学校に通えるようになりたいと考えていて、今はその方法をいろいろと模索しています。

第5章

実践！起立性調節障害の具体的な対処策

まず理解しておきたい基本の考えかた

▼理解が足りないと症状は悪化する

前章で、起立性調節障害の子どもたちが抱えるさまざまなつらさについてお話ししました。では、子どもと周囲の大人たちはどのように対処していけばいいのでしょうか。この章では、そのノウハウをさまざまな面から考えてみたいと思います。

起立性調節障害を発症すると、朝目を覚ますことが難しくなり、学校に行くことができにくくなってきます。また、たとえ学校に行けたとしても、さまざまな困難が待ち受けています。特に午前中は頭がすっきりせず、授業に集中できなかったり、立ちくらみを起こしたり、ちょっと体を動かすとフラフラしたりという状態になります。次第に成績も下がって、そうなるとお母さんやお父さんから、たびたび「どうしたの?」「もっと頑張りなさい」などと小言を言われたりするかもしれません。

また重症になれば、夕方まで起き上がることができない子どももいて、当然学校へは行くことができません。夜になってようやく元気になり、テレビのバラエティ番組などを見ながら笑いも出てきますが、深夜になるまで目がさえて寝つくことができず、また夕方まで起き上がれないという日々を繰り返してしまうのです。

このようなことで、**子どもたちはしだいに自信を喪失し、さらに体調を悪化させるという負のスパイラルに陥《おちい》ってしまいます。**

もし、保護者に起立性調節障害に関する知識がなければ、朝「起きなさい」といくら声をかけても反応がなく、夜「早く寝なさい」といっても夜ふかししてしまう子どもを見て、怒りを爆発させてしまうかもしれません。

子どもは母親に起こされると、「うるさい！」「やめろ～！」、それ以上の暴言、さらには暴力で反抗し、母親は我が子の不機嫌さとその変貌した態度に驚き、ますますエキサイトすることもしばしばです。しかし、子どもはそのことをまったく覚えていないと言います。私の外来診療でも、しばしばこのような相談を受けますが、私は「まだ脳が起きていないので、夢遊病のような状態かもしれません。お子さんのリアクションを見ながら起こすタイミングを考える必要があるかもしれません。お子さんは起きた後はケロッとしているのに、お母さんが疲れてしまいますよね……」とお話しし、母親のやり場のない気持ちのフォローにも努めています。「朝起きられない」のは、起立性調節障害の症状であり、そのため入眠が困難になっていることを知っておくことが大切です。

▼生きていくうえで大切な5つのこと

起立性調節障害についていろいろ調べたり聞いたりして一応は理解したとしても、やはり保護者は心配でたまらないはずです。私はそんなお母さんやお父さんに、「あるところでは、開き直ることも大事ですよ」とお話しします。そしてお子さんに、「健康に生きていくために5つの大切なことがあるけど、それはいったいなんだと思う？」とご両親にも聞こえるように問いを投げかけるのです。その答えが次のページの図にある5つです。

人間は、食べて、寝ないと生きていけません。でも、これだけだと太ってしまうし、筋力も低下するので、動いて活動することも必要です。この3つは体の健康を維持するうえで大切なことです。そして、笑うことも大切です。笑いは心の健康のバロメーターです。さらに、人間として成長していくためには学ぶことも忘れてはいけません。といっても、たんに勉強のことを指すのではありません。「赤信号を渡ってはいけない」と

生きていくために大切な5つのこと

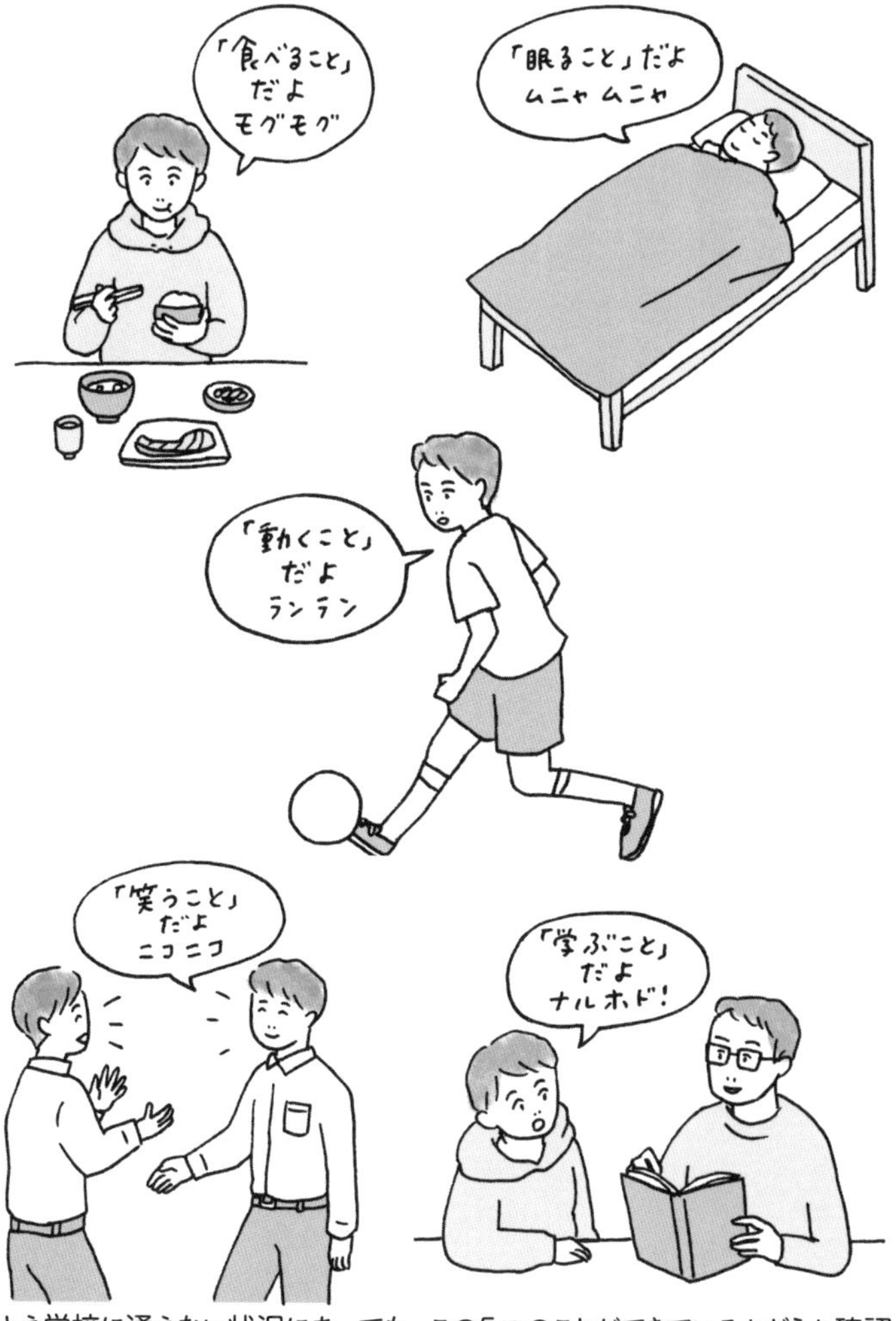
「食べること」だよ モグモグ
「眠ること」だよ ムニャムニャ
「動くこと」だよ ランラン
「笑うこと」だよ ニコニコ
「学ぶこと」だよ ナルホド！

たとえ学校に通えない状況にあっても、この5つのことができているかどうか確認しながら健康と向き合うことが大切。

か「電車に乗る方法」など、社会で生きていくうえでの術《すべ》を学んでいくことも含みます。**お母さんやお父さんは、学校に行くことに注意が向きがちです。しかし、たとえ学校に行けなくても、家庭のなかでこの5つのことができているかどうかが重要です。**

私の経験上、起立性調節障害のお子さんの多くは「笑う」のほかができていない状況です（もし、「笑う」ができていなかったら、一大事です）。私は、笑えている子どもには、「笑えてよかったね！　ほかのこともひとつずつゆっくり作戦を立てよう！」と話し、ご家庭でどうしたらよいか一緒に考えます。そして保護者の方には、ぜひ、子どもに対しては「学校や勉強ももちろん大事だけど、何よりもあなたの健康がいちばん大切だよ」、そして「私はあなたの味方なんだよ」というメッセージを言葉や行動で伝えてほしいと思います。思春期のお子さんだと素直に受け取らないこともあるかもしれませんが、心のなかではきっと嬉しく、ホッとしていることと思います。

▼ふたつの心「ハート」と「メンタル」に注目する

これまでの私の経験においても、起立性調節障害の重症度と実生活への影響の現れかたは、まさに千差万別です。起立試験を行なって軽症と判定された子どもでも、学校に行けないことがありますし、その反対のケースだってもちろんあります。この病気への対応の難しさが、ここにあるわけです。

例えば、そんなに重い症状ではなく、毎朝ギリギリの時間でなんとか登校することができる中学生の女の子がいました。しかし学校では、周りの友だちや先生も起立性調節障害に関してほとんど知識がなく、心ない言葉をかけられることがたびたびありました。そんな環境のなか、体調の低下はもちろん、精神的な落ち込みもあり、勉強にまったく身が入らなくなり、学校でもひとりでいることが増え、学校に行くのがつらくなってしまいました。「学校で楽しい時間はいつ?」と尋ねても、「休み時間」とは答えませんでした(ほとんどの子どもは友だちと過ごせるこの時間がいちばん楽しいと話します)。

また、家庭では午後は元気なのに朝起きられない生活をお母さんから毎日のように叱《しか》られていました。そんな日々が続くうちに、しだいに精神的な負担が増し、症状が悪化して、学校のことを考えると症状が強くなり、とうとう学校に行けなくなりました。

このケースに関していえば、家庭や学校で周りの人たちが起立性調節障害について理解し、この女の子を適切にサポートしてくれていたら、もしかしたら、症状は悪化しなかったかもしれません。**起立性調節障害において体の重症度と心の重症度は、必ずしも**

一致しないのです。心に体が追いつかないこと、またその逆もあるのです。

私は、起立性調節障害の子どものサポートにあたっては、最初から「ふたつの心」と向き合うことが大事だと考えています。

ひとつは、身体面での「**心臓（ハート）**」です。起立性調節障害は、ある意味では自律神経の不調からくる循環器系の病気ですから、臓器としての心臓に関わる血圧や脈拍をケアしていく必要があります。これはおもに医師が適切なアドバイスをする必要があります。

もうひとつが、精神面での「**心（メンタル）**」です。例に挙げた女の子のように、起立性調節障害では心の状態が症状に敏感に反映されます。周りの人たちが起立性調節障害をもつ子どもの気持ちを理解し、対応していく必要があるのです。

起立性調節障害の子どもは、「学校に行きたいけど行けない」状態にあります。ただし、「いじめ」や学校の友人関係が悪化していて学校に行けない場合は、その問題を解決することが大切です。前述の「学校でいちばん楽しい時間はいつ？」という問いかけは、とても有用で、もし、何も言わなかったり、「休み時間はどう？」と投げかけたりしても否定する場合は、かなり要注意です。ただし、その場ですべてを聞き出そうとせずに、話しやすい雰囲気をつくりながら、時間をかけて親身に対応することが肝要です。

▼子どもの相談にのるときの話しかた

起立性調節障害の子どもたちはさまざまなことで困っていて、周りの大人たちに相談をもちかけることもあります。彼らにとってみれば、「意を決して信頼できる大人に相談している」のだということを忘れてはいけません。ですから、「○○で困っているんだ……」などと相談を受けたとき、私が心がけているのが、次の5つのポイントです。

耳を傾けながらその場に応じて、こんな声をかけています。

〈受容〉「うん、うん、そうだったの」
〈共感〉「それはつらかったね」「大変だったね」
〈支持〉「それでいいよ」「先生もそう思うよ」
〈保障〉「大丈夫だよ」「心配ないからね」
〈援助〉「あなたのこと、助けるからね」「なんでも相談にのるよ」

これは心理カウンセリングの際に用いられる手法のひとつで、相談を受ける側は徹底して聞き手に回り、相談の途中は自分の意見をさし挟《はさ》まないことが大原則です。また、相手が座っていたら座って対応すること、静かでゆっくりな口調であれば同じ口調で対応することなど、相手の姿勢や口調に合わせること（**姿勢同型**）が大切です。そして、何かアドバイスをする際は、一方的に指示するのではなく、「こういう選択肢もあるけど、どうかな？」といった感じで提案する形をとるようにします。

また、子どもが何かを相談したり、「お腹が痛い」など困ったことを伝えてくれたら、「まあ！　それは大変ね！」と少しオーバーアクション気味にリアクションを返し、**「あなたのいうことをちゃんと聞いているよ」と子どもに感じてもらう**ことも大事です。もちろんこれは保護者の方々にも同様です。このようなコミュニケーションを積み重ねていくことで、お互いの信頼関係が構築できるのです。この方法は、学校給食の栄養教諭、並びに学校栄養士の会である「全国学校栄養士協議会」の名誉会長も務められた田中信先生から学びました。日々、子どもたちと給食（栄養）を通して接するなか、たんに体の栄養のみならず子どもたちの視点に立ち、味方になり、心のサポートにも力を入れている姿を拝見し、大変感銘を受けました。

▼小児科医として心がけていること

小児科にはさまざまな症状の子どもが来院するので、小児科医は扱う疾患の幅が広く、必要に応じてさらに専門医に紹介するなど、子どもに関する総合診療医的な役割を果たすことが求められています。大変なこともありますが、未来を担《にな》う子どもたちの命と真正面から向き合う仕事といえるわけで、それが仕事のやりがいや嬉しい手応《てごた》えを感じることもあります。

私は保護者や学校の先生方に起立性調節障害の講演をすることもあり、それももちろん大切だと感じていますが、私自身の真のフィールドは、やはりひとりひとりの子どもたちやお母さんたちに向き合う臨床《りんしょう》の場（外来診療など）だと考えています。

私の診察を受ける起立性調節障害の子どもたちのなかには、どこにも居場所がなくてつらい思いをしている子どももいて、家庭でもお父さんやお母さんが病気についてすべて理解することもなかなか難しい状況があるかもしれません。ですから、私は**外来診療で、ひとりひとりの子どもの症状や置かれた環境などに応じて、その子どもが少しでも安心できる居場所をつくることに努めています。**自信を失っている子どもたちには、今できていることを尋《たず》ね、「それができていれば今は全然ＯＫ！ それでいいんだよ」と伝えています。

前回の診療からここまで、子どもが感じたよかったことや嬉しかったこと、あるいは悩みや困っていることなどを話してもらって、前項で挙げたようなリアクションを返していくことで、子どもたちとの信頼関係をつくりあげていくことに心がけています。信頼関係が成立しなければ、特に起立性調節障害の治療は難しいと考えるからです。

また、医療サービスを提供する側が患者さんの治療をあきらめてしまったら、患者さんは二度と受診しないでしょう。治療が難しくてなかなかよくならなくても「決して見捨てられたと思わせてはいけない」「絶対にあきらめてはいけない」という信条をもって、私は日々の診療に携《たずさ》わっています。もちろん、自分の専門と異なる点があれば、その専門医に相談したり、紹介したりしています。

ぜひおすすめしたい日常生活の工夫

▼起きる時間、起こす時間の検討

起立性調節障害の子どもたちにとって、朝が最大の難関です。ここではご家庭で、子どもを起こすときに、試していただきたいことをいくつか挙げてみます。

まず検討することは起きる時間、起こす時間についてです。起立性調節障害のお子さんは大前提として「朝起きることがつらい」という症状がありますので、それを考慮した時間設定が必要です。したがって、本人の体調を無視して起こす時間を決めても、多くの場合はうまくいかず、前述のようなバトルに展開することもあります。

子どもが「勝手に決めた時間に起こされた」と思わないよう、子ども自身が何時なら起きることができるか確認して決めることが必要です。**子どもが決めることにより、子どもに責任が発生して、より能動的な起床が期待されます**。だからといって、うまく起きられなかったときに「自分で決めたのに、なんで起きられないの？」は禁句です。そのときは、改めて起きる時間を設定することが大切です。なかには「一切起こさないでほしい」と話す子もいるかもしれませんが、グッとこらえて「起きる必要があるときには声をかけてね」と一旦引くことも大切です。

起きる時間、起こす時間が決まり、実際に起こす時間になったら、まずは子どもが目覚めなくとも、カーテンを開けて部屋を明るくするようにします。朝日は体内時計をリセットするための必須項目です。そして、「○時だよ、起きなさい」と声をかけますが、一度で起きない場合は、大変かもしれませんが、10～20分の時間をおいて何度か根気強く声をかけてあげましょう。その際、体を強くゆすったり、乱暴に布団をはがしたりしないようにします。

一方、子どもたちにおすすめしたいのが、私がしばしば外来診療で提案するふたつの「朝の大作戦」です。朝、いきなり立ち上がると、立ちくらみやめまいなどを起こしてしまうのが起立性調節障害です。それを防いで、朝できるだけ気分よく起きられるようにする作戦です。

その1が「**だらだら、そろりそろり作戦**」です。次ページの図にあるステップごとに自分の体調を確認しながら、たっぷり時間をかけて体を動かし、次のステップに進むようにしましょう。他人から見たら、とてもだらだらしているようにも見えますので、外来診療で「起きるときにだらだらしているんです……」と心配されるお母さんがいらっしゃいますが、私は、「それでいいんです！　お子さん自身が起きかたを自分で会得《えとく》したのだと思います」と伝えています。その2が「**ゆるやかに上昇、飛行機作戦**」です。垂直に離陸するヘリコプターではなく、滑走路から離陸して、ゆるやかな角度で上昇す

だらだら、そろりそろり作戦

▼ステップ0　寝ている状態。

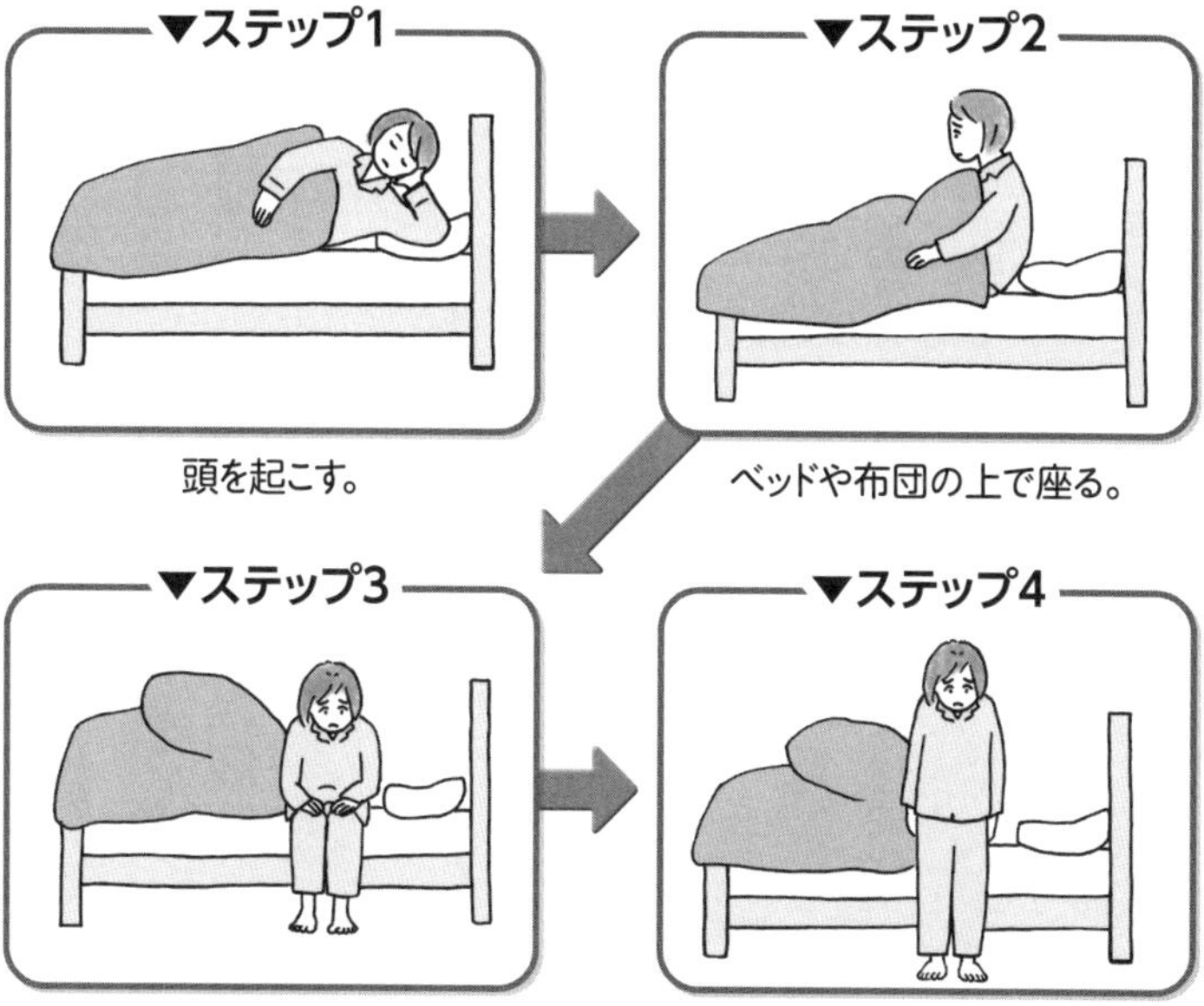
▼ステップ1
頭を起こす。
▼ステップ2
ベッドや布団の上で座る。
▼ステップ3
イスに腰掛ける。
ベッドなら足を下ろす。
▼ステップ4
ゆっくり立ち上がる。

る飛行機をイメージしてこのように名づけました。ベッドから起き上がってどこかに向かうとき、このようなイメージで行動を起こしてみたらいいと思います。

▼「脳」と「体」を起こす

「起きる」とは、細かくいうと、「脳」が目覚め、「体」が活動できる状態と捉えることができます。通常はほぼ同時に脳が目覚めて体の活動が始まりますが、起立性調節障害では、脳が起きても体がうまく活動できないことが多く見られます。

一度起きたあと、調子が悪いからといって体を横にしていると、再び眠たくなって、寝入ってしまうかもしれません。すると、脳が起きる時間が遅くなり、必然的に入眠時間も遅くなります。

体を起こせなくても脳が起きた状態が続けば、すでに1日はスタートしているともいえます。また、完全に横になった状態が続くと、脳と足に落差がないため、起立時や座位時に必要な下から上に血圧を上げようとするメカニズムがスタートしません。

朝起きるのがつらい場合には、**なるべく脳を起こしておいて、体を横にはせず、頭や背中を少し高くした姿勢を保ち、起立へのメカニズムを少しずつ作動させる**ことが大切です。少しでも起きることができれば、ソファに座ったり、ベッドの上で壁などに寄りかかったりして過ごすようにしましょう。また、部屋に日の光を入れ、本や教科書を読んだり、漫画を読んだり、動画を見たりしてもいいので、再び寝てしまわないようにすることも大切です。

最近は、タイマーをかけると自動で頭の高さがゆっくり上がるベッドが発売されています。起立性調節障害でぜひ使ってみたい一品だと思います。

▼生活リズムをつくるための睡眠

朝起きるためには、夜に良質な睡眠をとることも大切です。そのポイントとなることについて以下に挙げますので、その子のペースで少しずつできるところから取り組んでほしいと思います。

1. 朝一定の時間に起きることを目指す（±1時間ぐらいを目処に）。
2. 朝食を食べる（水分と糖質を中心に食べられるものを自分で決めてみる）。
3. 日中に体を動かす（可能であれば散歩するなど）。
4. 夕食は入床3時間前にすませる。
5. 入浴は入床2時間前にすませる。
6. 携帯電話やスマートフォン、テレビゲームは入床1時間前からはやらない。
7. 寝室は暗くする。
8. 入床時間を一定に設定する。
9. 年齢に適した必要睡眠時間を確保する（6～12歳なら10～11時間、13～17歳なら8・

5〜9・25時間とされています)。

また、このほかにもあえて「入眠儀式」のようなルーティンを決めて眠りに入りやすいようにしたり、朝は必ずカーテンを開け、眠くても朝日を浴びるようにするなど、いろいろと工夫をしてみるのもいいでしょう。保護者は、子どもが自分でカーテンを開けたら、それを評価して褒《ほ》めてあげてください。体調が悪くて自分で開けられない場合もあるので、その点も考慮してください。

▼日常の姿勢で注意したいこと

下半身に血液が滞留《たいりゅう》するのを防ぐため、私は子どもたちに日常生活で次のような姿勢や動きをとることをおすすめしています。

立ち上がるとき

イスやベッドから立ち上がるときは、さっと立ち上がることは避けましょう。サブタイプが起立直後性低血圧の子どもは特に注意が必要です。

頭を下げて前かがみの姿勢になり、床を見ながらゆっくり腰を上げていきます。そし

立ち上がるときのポイント

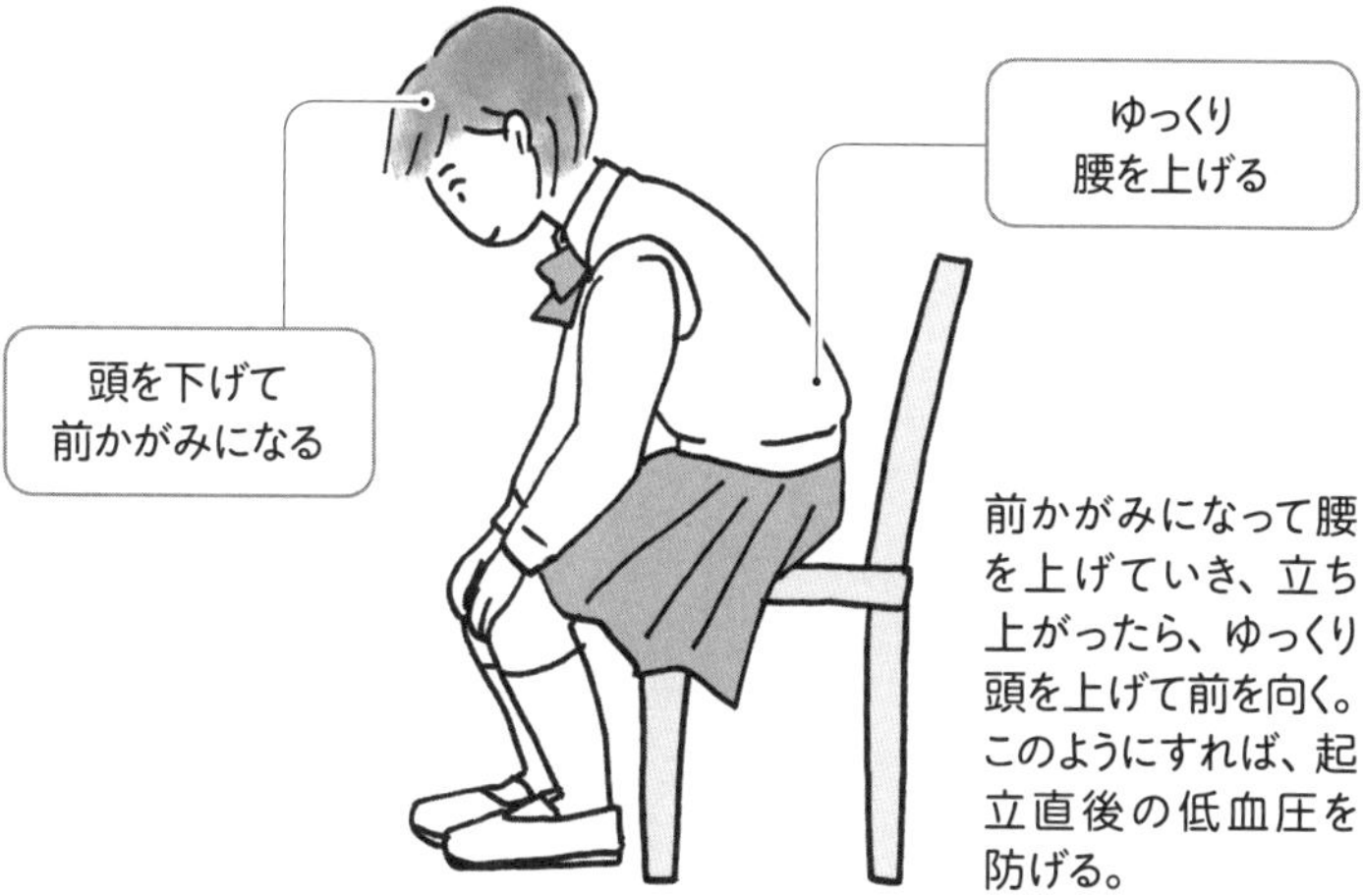
ゆっくり
腰を上げる
頭を下げて
前かがみになる

前かがみになって腰を上げていき、立ち上がったら、ゆっくり頭を上げて前を向く。このようにすれば、起立直後の低血圧を防げる。

て、立ち上がったら少し頭を上げます。状況によっては少しうつむき加減でもかまいません。頭を下げて前かがみの姿勢になることで、脳と心臓の高さがほぼ同じレベルになり、脳への急な血流低下を防ぐことができます。

30秒くらいかけて立ち上がるとよいといわれていますが、学校では先生やクラスメートから注目されるかもしれないので難しいでしょう。そのような場合は、例えば「起立・礼」は、みんなよりフライング気味に立ち始め、少しうつむき加減の姿勢で、ほかのみんなよりいちばん最後に立ち上がり終えるようなイメージで行なうとよいでしょう。

立ち続けるときの工夫

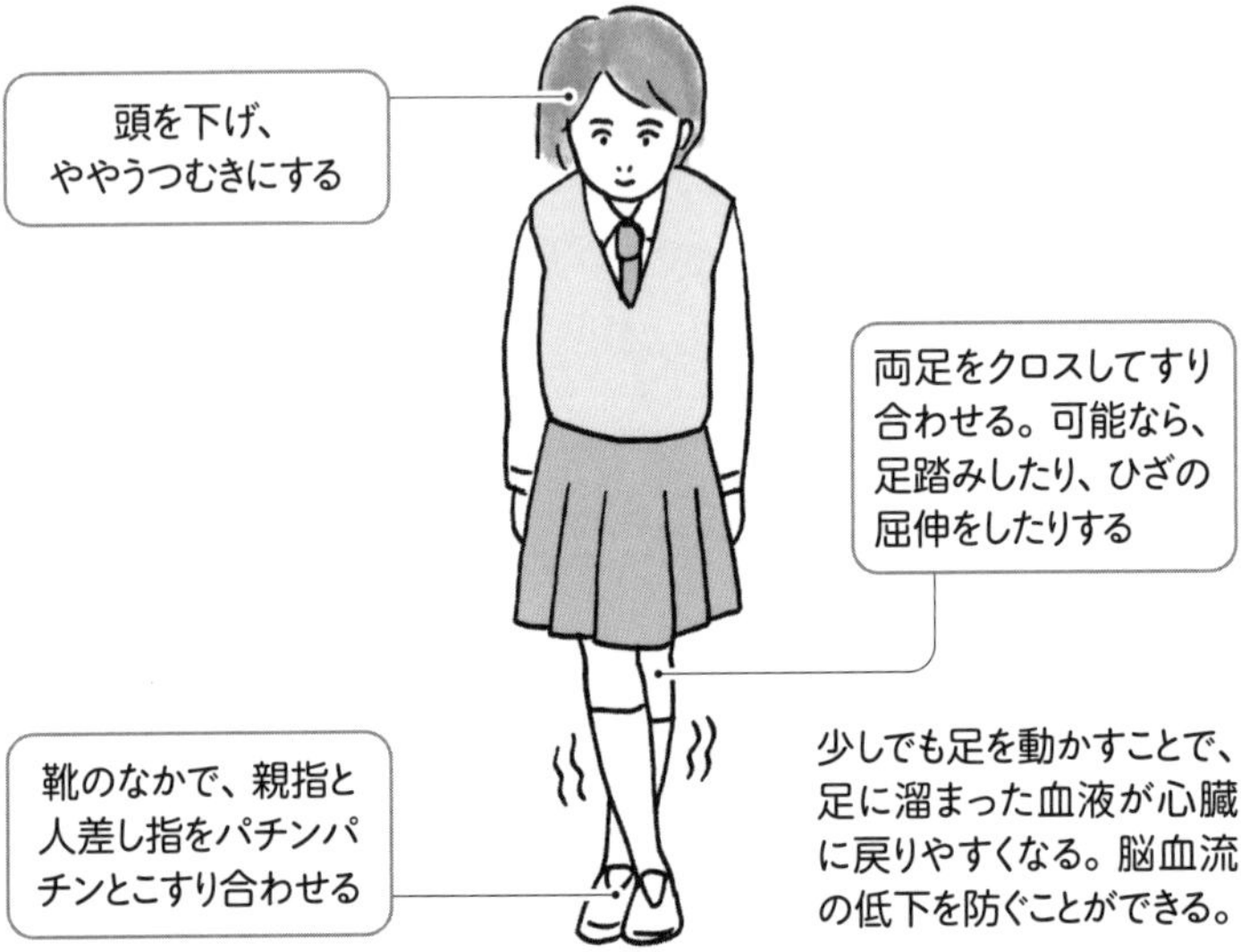
頭を下げ、
ややうつむきにする
両足をクロスしてすり合わせる。可能なら、足踏みしたり、ひざの屈伸をしたりする
靴のなかで、親指と人差し指をパチンパチンとこすり合わせる

少しでも足を動かすことで、足に溜まった血液が心臓に戻りやすくなる。脳血流の低下を防ぐことができる。

立ち上がって歩き始めるときも注意が必要です。床を見たまま腰をかがめるようにして動き始めます。スローモーションフィルムのように、ゆっくりとした動作で行います。姿勢の変化に伴《ともな》い、血液が体全体に行き渡る自分の立ち上がりかたを探してみてください。

長時間じっと立たなければならないとき

朝礼や授業などで、じっと立ちっぱなしでいる姿勢が続くと、症状が出やすくなります。じっと立ち続けないのがいちばんですが、そうもいかないときは、**血のめぐりをよくするために、**

両足を交叉させてすり合わせるような動作をしたり、靴のなかで足をモゾモゾ動かしたりしましょう。こっそりと足の親指と人差し指を重ねてパチンパチンとこすり合わせることも一案です。足の甲の筋肉が動き、血流の改善が期待できます。可能なら、ひざの屈伸運動をしたり、足踏みをするのもよいでしょう。ただし、体調があやしくなってきたら、がまんはせずにしゃがむほうが安全です。私は、子どもたちに「用意周到（起立時の体勢の工夫）、先手必勝（あやしかったらすぐしゃがむ）！」としばしば伝えています。

また、弾性ストッキングや着圧ソックス（市販のものでもOK）の着用もおすすめです。しめつけが強いため、足に血液が溜まりにくくなります。

長時間じっと座っていなければならないとき

デスクで勉強するときなど、じっとイスに座る姿勢でも血液が足に溜まってしまいます。その予防として、**可能であれば台を用意して、足をのせて高くするのがおすすめ**です。

自宅などでは、上半身と下半身の落差を少なくするために床に座るのもよいでしょう。

座り続けるときの工夫

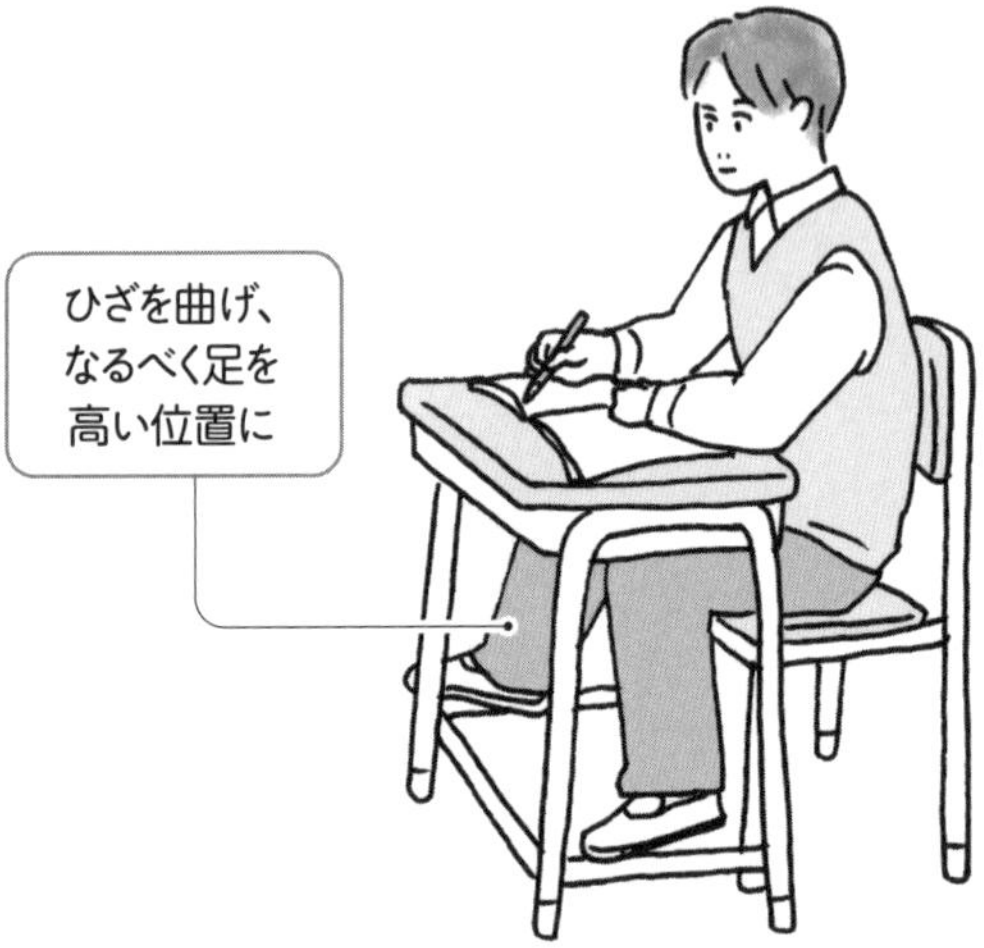

学校の机の場合、脚についている貫（ぬき）を足台代わりにするなど、工夫するとよい。

そのとき、ひざ下にクッションを入れるなどして、ラクな姿勢を見つけましょう。

特に、サブタイプが**血管迷走神経性失神の子どもは、じっと立ち続けたり、じっと座り続けたりすると突然血圧が下がる可能性があり、注意が必要**です。前述のとおり、両足をクロスしたり、モゾモゾ動かしたり、**足の親指と人差し指を重ねて繰り返し動かす**とよいでしょう。起立・礼は慎重に行い、もし頭がぼんやりしたら机に頭を伏せてみてください。朝礼や授業中に突然しゃがんだり、机に頭を伏せたりすることはやりにくい場合もあるでしょう。そのような場合は、１０９ページで述べた「病院のせいにする作戦」をおすすめします。誰かに聞かれたら、「病院の先生にそうしなさいと言われているんだ」と伝えましょう。病院に通っていることを言いたくない場合は、「お母さん（もしくはお父さん）にそうしなさいと言われているんだ」と伝えてもよいでしょう。

▼日常に潜む症状を悪化させる要因

日常の思いがけないところに、起立性調節障害の症状を悪化させる要因が潜《ひそ》んでいます。次のような状況では十分注意して対処してくぐり抜けましょう。

入浴

浴槽で体が温まると、全身の血管が拡張して重力により下半身に血液が溜まりやすくなります。**そのアンバランスな状態で立ち上がると、さらに脳への血液供給が不足し、気分が悪くなったり、場合によっては失神したりする**ことがあります。

浴槽から上がるときは、頭を下げながらゆっくり立ち上がります。あらかじめ手や腕を冷水に浸《つ》けてから立ち上がるのもひとつの工夫です。脳が「冷たい」と感じると、反射的に「拡張」した血管を「収縮」させて、血液のバランスの改善が期待できるからです。ひざ下に冷水をかけることでも足の血管の直接の収縮が期待できます。

転倒防止のためには、風呂場では手すりなどにつかまったり、すぐにつかまることができるように備えながら動くようにしましょう。また、体を洗うときや着替えるときは座って行なうほうが安全です。急にバタンと音がして駆けつけると脱衣所で倒れていたという話もときおり耳にします。

ちなみに、この現象は起立性調節障害でなくても起こりうるもので、外来診療でもしばしば相談を受けています。

暑い日や暑い場所

炎天下では入浴時と同様に血管が拡張したり、脱水などが生じ、血圧が低下するリスクがあります。血管の容積が増す一方、脱水で血液総量が減ることにより、十分な血圧が保てなくなります。ボール（血管）に空気（血液）が入っていないと弾まなくなる（血圧低下状態）のをイメージしてみてください。暑い日に体育で見学する際は、涼しい場所が望ましいです。こまめな水分補給も大事です。

人ごみなど

起立性調節障害とは関係なく、人ごみや騒がしいところが苦手な人がいます。匂いに敏感なこともあります。場合によっては発達障害（感覚過敏）が関係していることもあります。そのような状況では過度な緊張やストレスがかかり、起立性調節障害の症状に影響することがありますので注意したいところです。過去の経験から考え、そのような状況や場所が予測される場合は、あらかじめチェックしておいて、うまく避けることも大切です。

水分と栄養をしっかり摂取する

健康な体を維持するためには、食生活への配慮は重要です。起立性調節障害を劇的に改善させる特定の栄養素はありませんが、**水分とバランスのよい栄養をしっかり摂り、病気に負けない体づくりを継続していくことが大切です。**私の外来診療でも、水分摂取や栄養状態を見直すことで症状改善につながった例が少なからず経験されます。

食事や水分摂取についてのポイントをまとめると、次のようになります。

◎食事と栄養はバランスを心がける

毎日時間を一定に決めて食べることで、生活のリズムが整いやすくなります。自分の体調に合わせて、朝食、昼食、夕食の三食、ある程度決まった時間に食べるようにしたいところです。三食しっかり食べれば、おやつや間食をしなくても過ごしやすくなります。間食をしても問題ありませんが、たくさん食べてしまうと、食生活のリズムが崩れやすくなりますので注意しましょう。ただし、これは理想論で起立性調節障害の子どもにとって、規則正しく食事を摂るのはなかなか難しいのが現実です。自分のペースで少しずつ食事のリズムをつくる意識をすることが大切です。

そして、筋肉をつくるたんぱく質、体の調子を整えるビタミンなど、栄養のバランスを考えて食べることも大切です。日本では男女ともに乳児を除くすべての世代でカルシウムの摂取が不足していますので、カルシウムも忘れないようにしましょう。

たんぱく質は免疫にも関与し、さらに血液の濃度を維持するうえで重要な栄養素です。たんぱく質が不足すると、血管のなかから血管の外に水分が移動して、むくんだり、ひどくなると胸水や腹水が溜まります。頑張って水分を摂取していたとしても血液の濃度が保たれないと、血液として必要な水分量を保持できず、低血圧や頻脈《ひんみゃく》の原因になります。ぜひ、この点も押さえておいてください。

また、鉄も大切です。起立性調節障害の疑いで受診した患者さんに血液検査を行なうと鉄欠乏性貧血の診断にいたることもあります。貧血では疲れやすくなったり、頻脈を認めたり、また、朝夕関係なく顔色が白かったりして、起立性調節障害と重なる症状がひどくなることがあります。日頃から鉄の摂取にも注意したいところです。

鉄欠乏が生じているときは、**ヘム鉄が含まれる赤身の肉や魚などを食べれば効率よく鉄を摂取できます**。なお、ほうれん草などの野菜に含まれる非ヘム鉄は、体への吸収効率は必ずしもよくありませんが、日頃から摂取することは鉄欠乏の予防につながります。

鉄の補充として、しばしばレバーがすすめられていますが、レバーを苦手とする人は少なくありません。私もそのひとりなのですが、私が子どもたちに、「先生はレバーはとても苦手なんだ。でも、赤みのお肉やお魚でもOKだよ！」と話すと、子どもたちは笑いながらうなずきます。

一方、鉄の摂りすぎは便秘や胃腸障害の原因になったり、体内に蓄積されて健康被害が生じたりすることもあるので、たんにサプリメントなどで必要以上に摂りすぎるのは要注意です。まずは、鉄が不足しているかどうかを医療機関で確認することが大切です。

◎塩分は少し多めに摂取する

一般的に、生活習慣病の予防の視点からは塩分を控えるようにいわれています。しかし、起立性調節障害の子どもの食事では、塩分の摂取が大切です。塩分は水分を体内に保持する作用があるため、血圧低下を予防する効果があります。

起立性調節障害では、塩分を1日に10〜12グラムほど摂ることが推奨されていますが、実際にふだんどのくらい摂取しているか調べるのは大変です。いつもより2〜3グラムくらい加えるなど、少し多めから始め、ときどき血圧も測りながら経過を追ってみましょう。

◎水分はこまめに摂取する

体の水分が不足すると、血管を流れる循環血液量が減ります。すると、**心臓がふくらみにくくなって心臓から送り出される血液の量（拍出量）が減ります**。拍出量が減ると低血圧や頻脈（体に必要な血液を維持するために鼓動が増える）になりやすくなります。

特にサブタイプが起立直後性低血圧、体位性頻脈症候群の子どもは、この現象に注意が必要です。体の水分不足を予防するためには、こまめに水分を摂取することが大切です。

水分は食事でも摂取されますが、飲料として飲む量の目安は、1日1・5～2リットルぐらいです。いわゆる水だけでなく、お茶や牛乳、ジュースやスポーツドリンクなど、好みの飲み物をバランスよく用いるのもよいでしょう。スープや水分を多く含む食品を摂ることも一案です。また、外来では1日の飲水量を測ってみることをすすめています。

受診した際に胸部エックス線検査で、「スモールハート（小心臓）」が見つかることがあります。スモールハートは、必ずしも病気ではありませんが、体位性頻脈症候群との関連が深いとされています。スモールハートでは一回の心拍出量が少なくなり、頻脈の要因になるともいわれているからです。同じ量の水を運ぶのに普通のバケツと小さめのバケツであれば、小さいバケツのほうが運ぶ回数が増えるのと同じです。

また、スモールハートを認めた場合、水分摂取不足にも注意が必要です。水分不足は血液量不足につながり、そのため心臓が十分膨《ふく》らまなくなる可能性があるからです。この点も含め、スモールハートがあったら水分摂取をすすめています。

塩分や水分の摂取に関しては、医師や栄養士と相談して具体的に指示をしてもらい、その効果判定を含めてフォローしてもらうことが望ましいところです。

なお、限られた医療機関での実施になりますが、近年、体位性頻脈症候群に生理食塩水の静注（点滴）療法が行なわれ、その効果に期待が寄せられています。

▼悪化を防ぐためのおすすめ運動

１０４ページでデコンディショニングについてお話ししましたとおり、体調が悪いと1日の活動量が減り、それは筋力の低下、すなわち体力低下につながります。さらに、体の種々の機能が弱まって起立性調節障害の経過にも大きな影響を与えます。日頃より体を動かすことは欠かせないのです。

症状が重くて体をあまり動かさなかった日でも、**午後、体調が少し回復した頃に10～15分ほどでいいですから、軽い散歩などで体を動かすようにしましょう。**親子で散歩に出かけるのもおすすめです。

また、１００ページで紹介した、窓拭きや掃除などは子どもにはちょうどよいお手伝いといえるかもしれません。子どもがやってくれたら、お母さんは大いに褒めてあげてほしいと思います。そのほかの家で行える運動として、私が起立性調節障害の子どもに提案しているものがありますのでご紹介しましょう。

スクワット

足の筋肉は足の血液を心臓に戻す働きをしており、足の筋力が弱まると血液循環が悪くなってしまいます。**足の筋力を維持するために、スクワットはとても効果的な運動です**。行いかたは、次のとおりです。

1. 足を肩幅に開いて立つ。ひざは開いてハの字にする。手は前に伸ばすか、頭の後ろで組む。
2. その姿勢から3秒かけて腰を下げていく。
3. 無理のない範囲でいっぱいまで下げたら、そこで1秒キープ。
4. 3秒かけて腰を上げていく。
5. 2〜4の動作を3回以上繰り返す。顔は下に向けず、前を向いて行なう。

まずは、1日3回からのスタートでOKです。3回というと、ほどんどの子どもは「できる」と言ってくれます。**自分のできるペースで毎日続けてほしいと思います**（土日はお休みでもOK）。上記の動きをするのに不安がある子どもの場合は、イスから立ち上がって、また座る動作を繰り返すだけでもかまいません。

スクワットの行ないかた

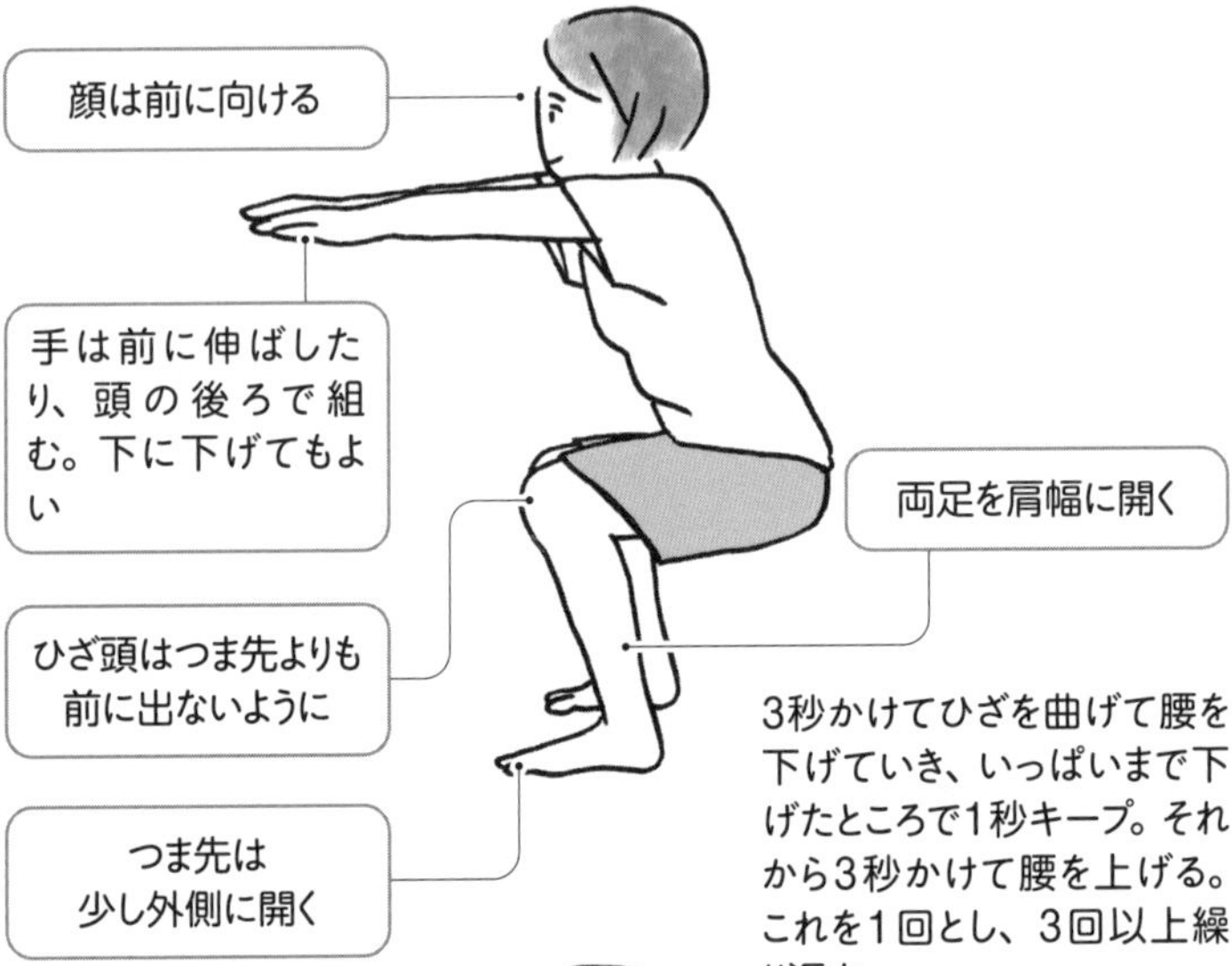

顔は前に向ける
手は前に伸ばしたり、頭の後ろで組む。下に下げてもよい
両足を肩幅に開く
ひざ頭はつま先よりも前に出ないように
つま先は少し外側に開く

3秒かけてひざを曲げて腰を下げていき、いっぱいまで下げたところで1秒キープ。それから3秒かけて腰を上げる。これを1回とし、3回以上繰り返す。

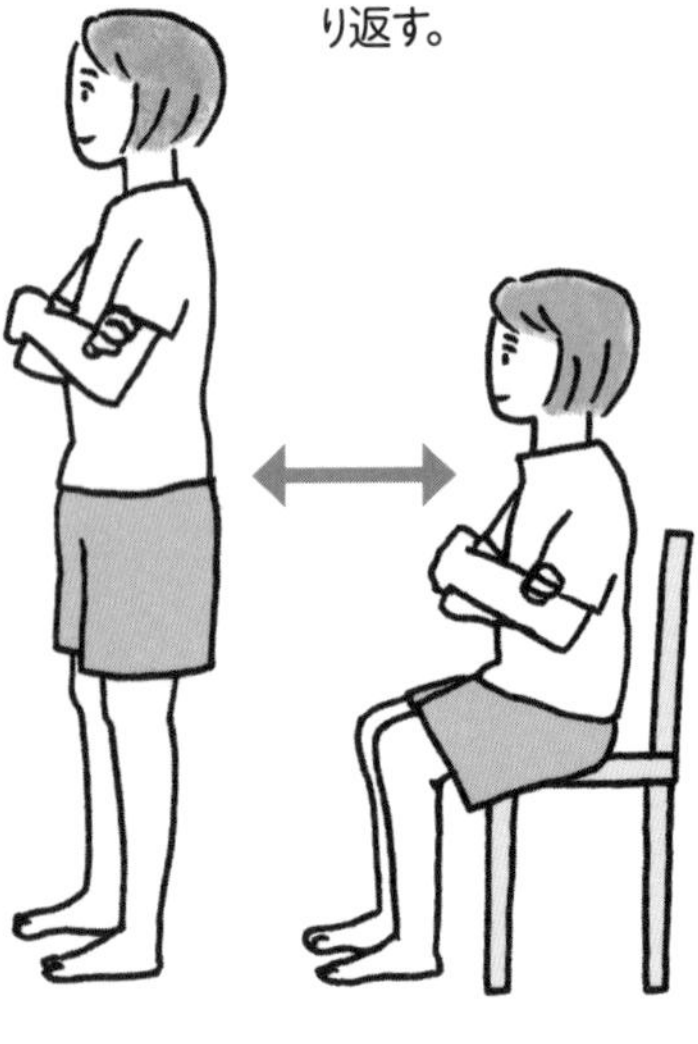

上のやりかたが難しい場合、イスから立ったり、座ったりを繰り返す運動でもOK。これでも足を鍛える効果はある。

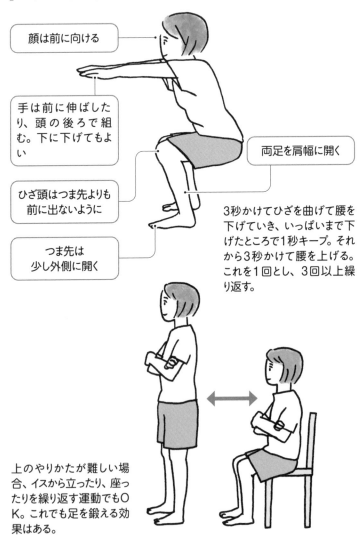

エア縄跳びの行ないかた

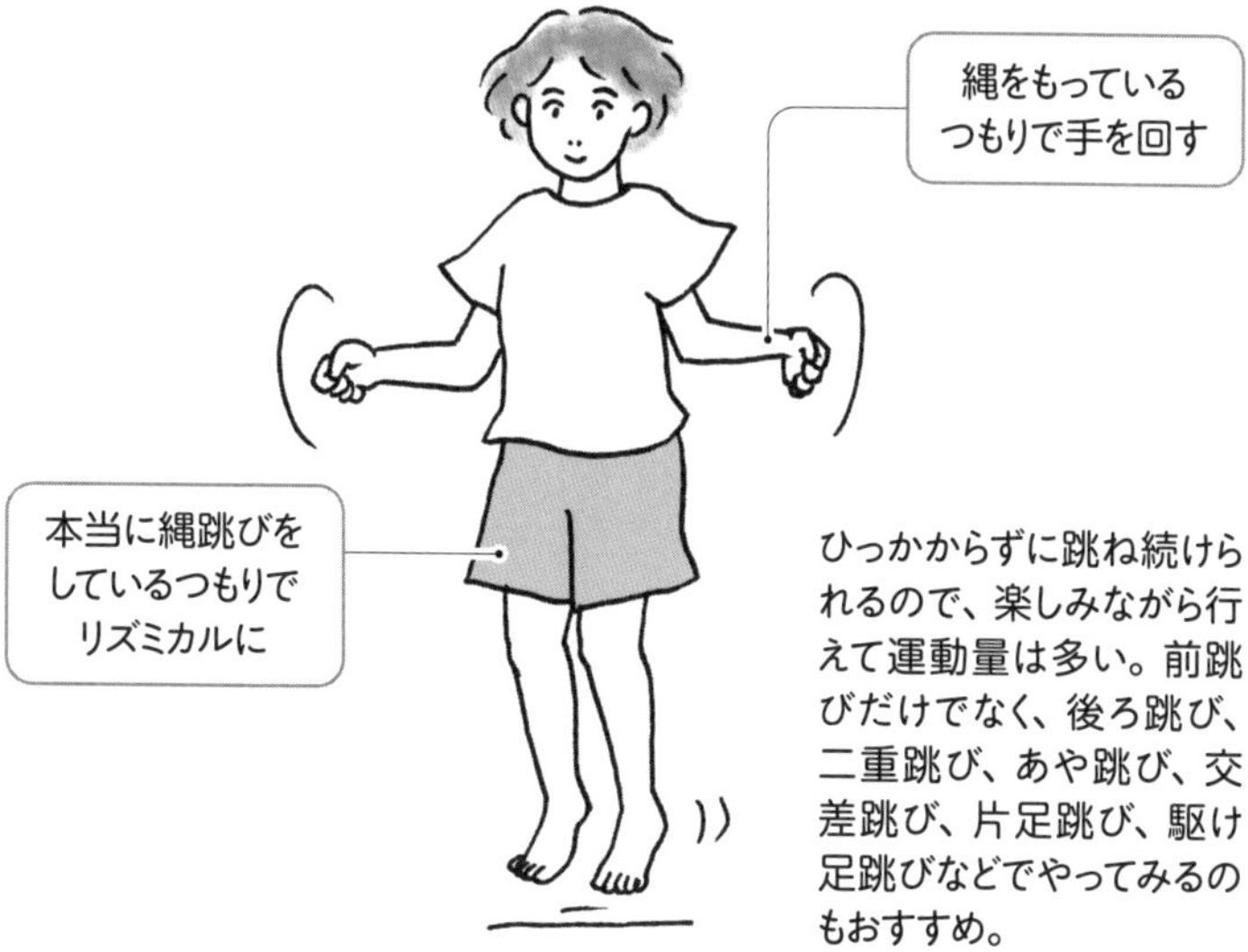
縄をもっている
つもりで手を回す
本当に縄跳びを
しているつもりで
リズミカルに

ひっかからずに跳ね続けられるので、楽しみながら行えて運動量は多い。前跳びだけでなく、後ろ跳び、二重跳び、あや跳び、交差跳び、片足跳び、駆け足跳びなどでやってみるのもおすすめ。

エア縄跳び

実際には縄を使わないで、縄跳びの動きをする運動です。縄跳びの要領で、リズミカルに跳ねて、手も縄をもっているつもりで回します。両手にタオルをもって回すようにすると、いっそう縄跳びの雰囲気が出てやりやすくなります。

この運動を子どもにすすめるとき、私は、「最近の体重は何キロくらい？」と尋《たず》ねます。体重を聞いて、「その体重が宙に浮くんだから、すごいと思わない？」と言います。子どもたちは、ちょっときょとんとしながらも興味をもってくれます。

ただ、一戸建て住宅であればよいのですが、マンションでは騒音問題になるかもしれません。そのような場合は跳ねずに、つま先を床につけたまま、ひざを繰り返し屈伸させるようにして行なうとよいでしょう。子どもたちには、「これでも結構鍛えられるよ！」と伝えています。

▼「自分の時間割」で生活できればOK

88ページで、思うように学校に通えなくなる間は、学校の時間割ではなく、自分の体調に合った「自分の時間割」をつくって過ごすようにすることをおすすめしました。

「自分の時間割」をつくることは、自分の生活リズムにOKサインを出すうえで大切です。朝なかなか起きられずに遅刻や欠席が続くと、毎日起きるたびに自分にダメ出しをすることになります。そんな毎日は、誰だっていやだと思います。自尊感情も低下していきます。「自分の時間割」ができれば、まずはOKなのです。**起きる時間が11時の場合、「11時まで寝てしまった……」と思うのではなく、予定通り11時に起きることができたと思えるほうが、気持ちもきっと前向きになる**と思います。

では、「自分の時間割」とは具体的にはどんなものでしょうか。

「自分の時間割」の設定は、例えば、以下のような感じで、起床時間と就寝時間、起きかたと、起きた後の段取りなどを決めるとよいでしょう。

・起きる時間を自分で設定する
・起床時の薬がある場合は○時に飲む
・○時○分頃を目処に着替える
・午前中に起きる場合には、午前中の目標を設定する。例えば、○時までに花に水をあげるなど
・日中の目標を決める
・午後○時までにベッドに入り、電気を消す

こうした設定をつくって実践し、部屋のカレンダーなどに、うまくできた日に「◎」、まあまあできた日に「○」をつけるようにします。うまくできなかった日は、決して「×」はつけず、小さな「・」をつけるとよいでしょう。もし、設定した時間に起きられなかったり、ほかの項目がなかなか達成できなくても、必ずしも、**悲観したり、周囲が頑張りなさいという必要はありません。作戦変更して新たな時間割をつくり、軌道修正すればよい**のです。

起床時間は、最初は現実的に可能な時間に自分で設定します。自分で決めることにより、自分に責任が発生し、その時間に起きられたら嬉しい達成感につながります。

1～2週間実践してみて、設定を早めることができそうなら、起きる時間を15～30分くらい早めてみます。そして、またしばらく実践し、様子を見るようにします。

就寝時間については、必然的に起床時間の16時間後になります。人間の体内時計のしくみでは、メラトニン（99ページ参照）は、目覚めてから16時間ぐらい経過したころに分泌されるからです。しかし一方で、人間の体内時計の周期は24時間＋10分程度ですので、朝学校に行かない、行けない状況が続くと、起きる目標がなくなって自然と起きる時間は遅れていくことになります。

そうならないようにするため、**「起きた後に自分が何をするか」を設定して、それを実施することを目標にして自ら起きて活動できるしくみをつくる**のです。これが、「学校の時間割」ではなく「自分の時間割」に合わせるということです。

ところで、私はある講演会で養護教諭の先生から「朝起きられない生徒から、『徹夜して学校に通う』と言われたが、どう対応したらよいか？」との質問をいただいたことがあります。

もちろん、徹夜することは健康な生活を維持するうえではよくありません。しかし、子どもには、まずそのことを伝えるのではなく、「よく考えたね。頑張っているね！」と、その子どもが考えた作戦を褒めてあげてほしいと思います。そのうえで、「徹夜は体にはよくないので一緒に考えよう」と伝えることが大事だと思います。

▼「ゴールデンタイム」にエネルギーを蓄える

起立性調節障害の子どもは、夕方から夜にかけては元気が出てくることが多いです。であれば、調子の出ない午前中から午後にかけては「ウオーミングアップの助走の時間」と捉《とら》え、**元気の出てくる夕方から夜を「ゴールデンタイム」として、ここを「自分のやりたいことにチャレンジする時間」とする**のがおすすめです。

チャレンジは習い事でも、ゲームでも、プラモデルでも、手芸でも、ギターなどの楽器でも、なんでもいいと思います。できれば、**形になって残ることや音楽などのように表現することがおすすめ**です。また、土日には地域の教室やサークル（サッカー、野球、ダンス、音楽など）に参加するのも一案です。これは同世代の仲間をつくる機会にもなるので、学校に通えていない場合には特におすすめです。そして、それを「自分の時間割」に組み入れます。

それが続けられたり、うまくできたときには、家族みんなで喜ぶことも大事です。高い目標ではなく、「少し頑張れそうなこと」を自分で見つけて継続していくことで、活動する心と体が養《やしな》われ、次の一歩を踏み出すエネルギーが蓄《たくわ》えられていきます。

▼目標のハードルは極力低い設定から

こうした、「自分の時間割」の生活のなかで、小さな達成感を積み上げていくことが起立性調節障害の回復につながっていきます。

子どもとともに目標をつくって、達成感を少しずつ味わってもらうようにそのステージづくりを提案するのが、お父さんやお母さんであり、そして、学校の先生、治療を行なう私たち医師だと思います。とはいっても、大人は選択肢を示すことに留《とど》め、最終決定は子ども自身にゆだねることが大切です。

肝心なことは、目標の設定は高くしないことです。**陸上のハードルで例えるなら、またいで越えるくらいの「ちょろいな」と思える楽勝の設定でOK**と考えてほしいと思います。そして、うまくできたら前述のとおり、カレンダーに「◎」をつけるといいと思

悩まないハードル設定

ハードルを高くすると…

高い目標設定は、挑戦する意欲がそがれるおそれがある。

《例》朝7時に起きる、毎日必ず登校する　など

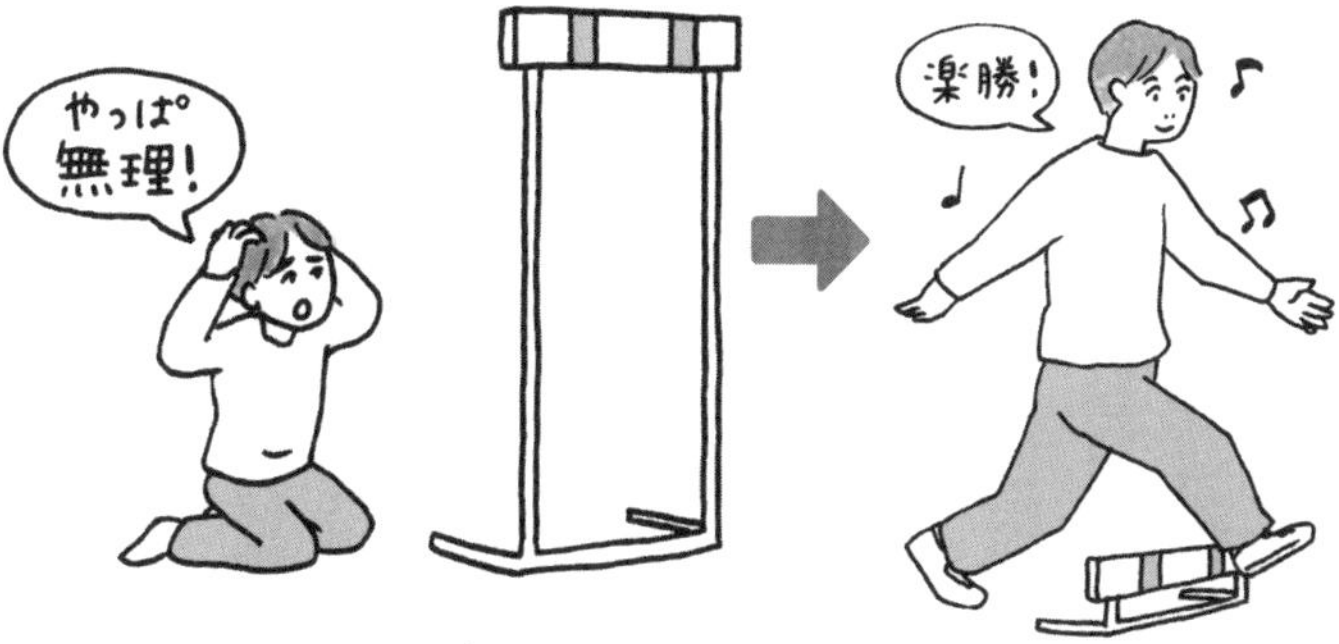

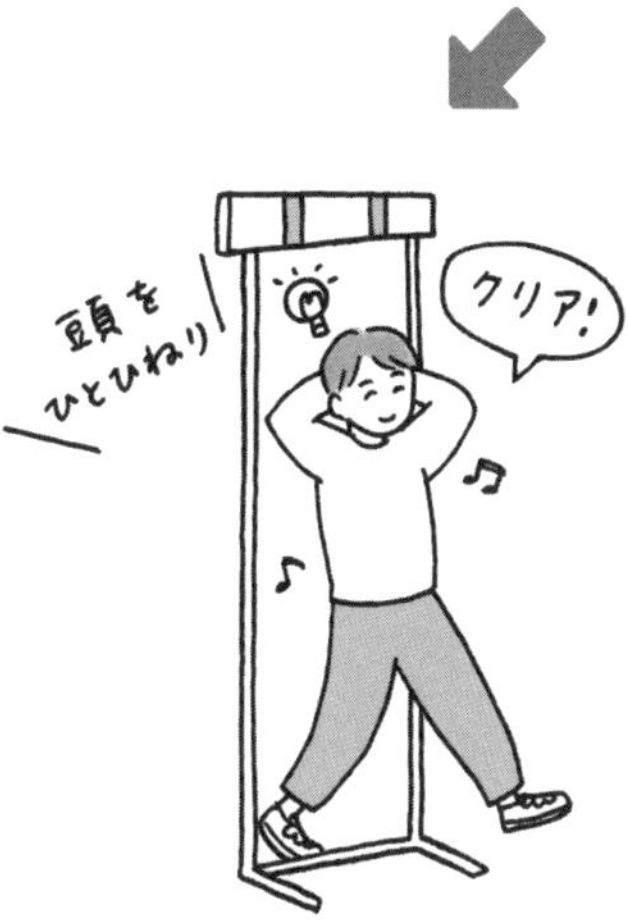

ハードルを下げれば…

またいで越えられるぐらいの簡単な設定なら、達成する体験が積み重ねることができ自信につながる。

《例》午前中に起床する、英単語を1日1個覚える　など

下げられないハードルなら…

越えようとはせず、くぐって通りすぎてもよいと考える。

《例》登校できそうになったとき、まずは1週間に1回遅刻で行けたらOK、高校は卒業できなくても大学に進学する方法はある　など

小さな目標クリアを積み重ね、自信がついてきたら次に進むというように、無理のない目標設定をして進んでいくことが大切。

います。「◎」が増えると、子どもも家族も、見ていて嬉しい気持ちになるでしょう。

なかなか越えられない高いハードルを設定してしまうと110ページで紹介した学習性無力感の改善にもつながりません。また、起立性調節障害は、鍛錬さえすれば病状に合わない高さのハードルでもなんとか越えられるようになる、というものではありません。

もし、**目の前にとても高いハードルがあって、下げることができない場合には、ハードルを飛ばずに、下をくぐって通り抜ければよいのです。**このように臨機応変にクリアする方法を考えるのもひとつの手だと思います。周囲の大人は、子どもが目標を達成するために悩んだり苦しんでいるときには、ぜひ、一緒に考えて柔軟な発想で打開策を見つけてほしいと思います。

保護者の方に注目していただきたいこと

▼「親の会」で悩みを共有する

起立性調節障害の子どもをもつ「親の会」というものがあります。起立性調節障害の子どもをもつ親同士が交流を図り、「子どもとどう接したらいいかわからない」といった悩みを共有しながら、日常生活や進学などに関して情報交換を行なう場となっているのです。例えば、「NPO起立性調節障害ピアネットAlice」「起立性調節障害（OD）家族の会～Snow～」は歴史が長く、全国の親の会と連携しています。ちなみに、私が診療しているエリアの東京近郊では、「埼玉親の会」「KJ起立性調節障害オンラインコミュニケーション」「#つながらる朝顔プロジェクト」などほかにも多数あります。鹿児島、仙台、北海道、名古屋の会などにうかがったこともあります。また、2023年から、128ページで紹介した中学生自身が立ち上げた「起立性調節障害の子どもたちの会」も活動を行なっています。

親の会では、**起立性調節障害の子どもをもつ先輩保護者、あるいは起立性調節障害をもちながら現在社会で活躍するご本人にお話をうかがう機会もあり、未来への展望が開けたというお母さんがたくさんいらっしゃいます。**今、この本をお読みの方で、同じ悩みをもつ人たちとお話ししてみたいとお考えの方がいましたら、こうした会にご連絡されることをおすすめします。それぞれの会のみなさんは、親身になってくれる人たちばかりで、医療機関では経験できない、治療に匹敵するとても有意義な時間になると思います。

▼見えないへその緒がもつかけがえのない力「アタッチメント」

イギリスの児童精神科医であるジョン・ボウルビィは、お母さんと子どもの間に自然に芽生え、育《はぐく》まれていく**「アタッチメント」**という考えかたを提唱しました。この場合のアタッチメントというのは、「愛着」という意味で、次のページの図にあるように、母親と子どもの間の「絆《きずな》」であり、「見えないへその緒」ともいわれるものです。妊娠中は、実際にへその緒で母親と子どもは物理的につながっています。赤ちゃんが生まれたら、へその緒のつながりはなくなりますが、「見えないへその緒＝アタッチメント」が一生続くのです。

生後2カ月の赤ちゃんは母親以外の人にだっこされても大丈夫ですが、5〜6カ月になると、他人がだっこすると大泣きし、母親のもとに戻るとピタッと泣き止みます。人

母と子のアタッチメント

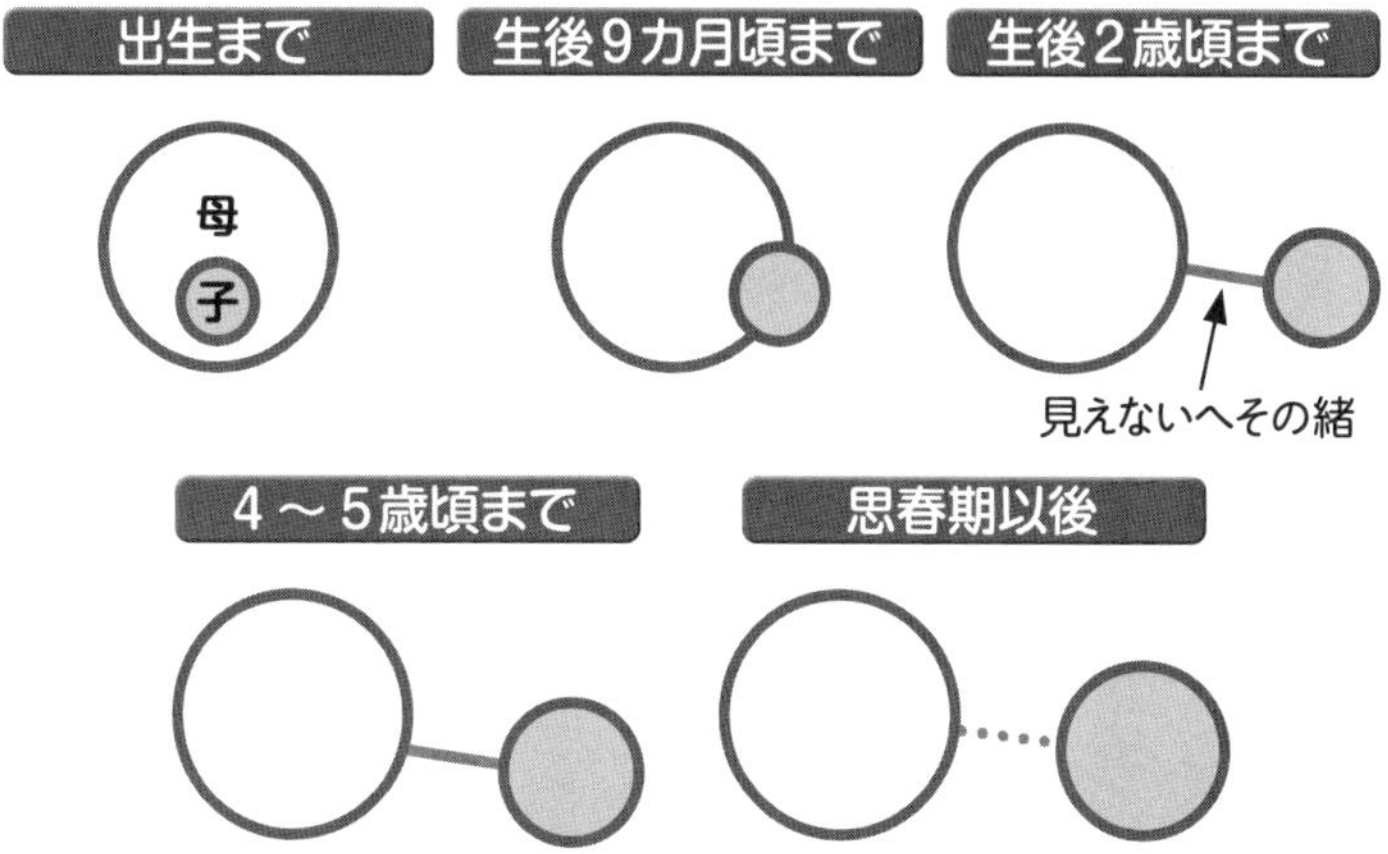

母と子の間には、見えないへその緒（アタッチメント）があり、
変化しながらも一生つながる。

＊村山隆志（1999）より改変して作図

見知りはまさに、アタッチメントが成立している証拠ともいえます。つかまり立ちが始まる生後9カ月頃までは、お母さんは赤ちゃんと密着しながらいろいろと世話をします。ここで、お母さんと赤ちゃんとの間で心の面でもキャッチボールが繰り返され、さらに愛情や信頼関係が築かれていきます。

生後2歳くらいまではお母さんが手を引いて歩くなど、お母さんと子どもは物理的につながっている時間が多くありますが、少しずつ自分でできることが増えてきます。このとき、いろいろなものにチャレンジできるのも、お母さんとのアタッチメントがしっかりあるからこそできることなのです。

チャレンジして失敗しては、お母さんにフォローしてもらい、また少し離れては不安を感じてお母さんのもとに戻り安全と安心を確認する、といったことを繰り返すなかで、**アタッチメントの存在を確かめ、確信を強めながら、子どもは自信をつけていくことになります。**実はこの意味で、アタッチメントは子どもにとっての「**安全基地**」なのです。

こうして4～5歳くらいになると、実際に手をつなぐことはだんだんと減ってくるにしても、基本的にはお母さんのそばがいちばんいいわけですが、冒険のために一時的にお母さんから離れる距離は、どんどんとのびていきます。

思春期になれば、手をつなぐなどの物理的なつながりはほとんどなくなるとともに、精神的にも距離を置くようになります。親離れが進んでいくわけですが、それまでにきちんとアタッチメントができていれば、いざというときにお母さんを頼ったり、心の支えにしたりするのです。アタッチメントは一生にわたって変わらず「安全基地」として機能し続けているのです。

起立性調節障害の子どもが具合が悪くなって学校に行けなくなったり、自分の未来を見失いかけているときこそ、アタッチメントは出番です。「**どんなときでも、お母さん**

「ありがとう」の言葉かけ

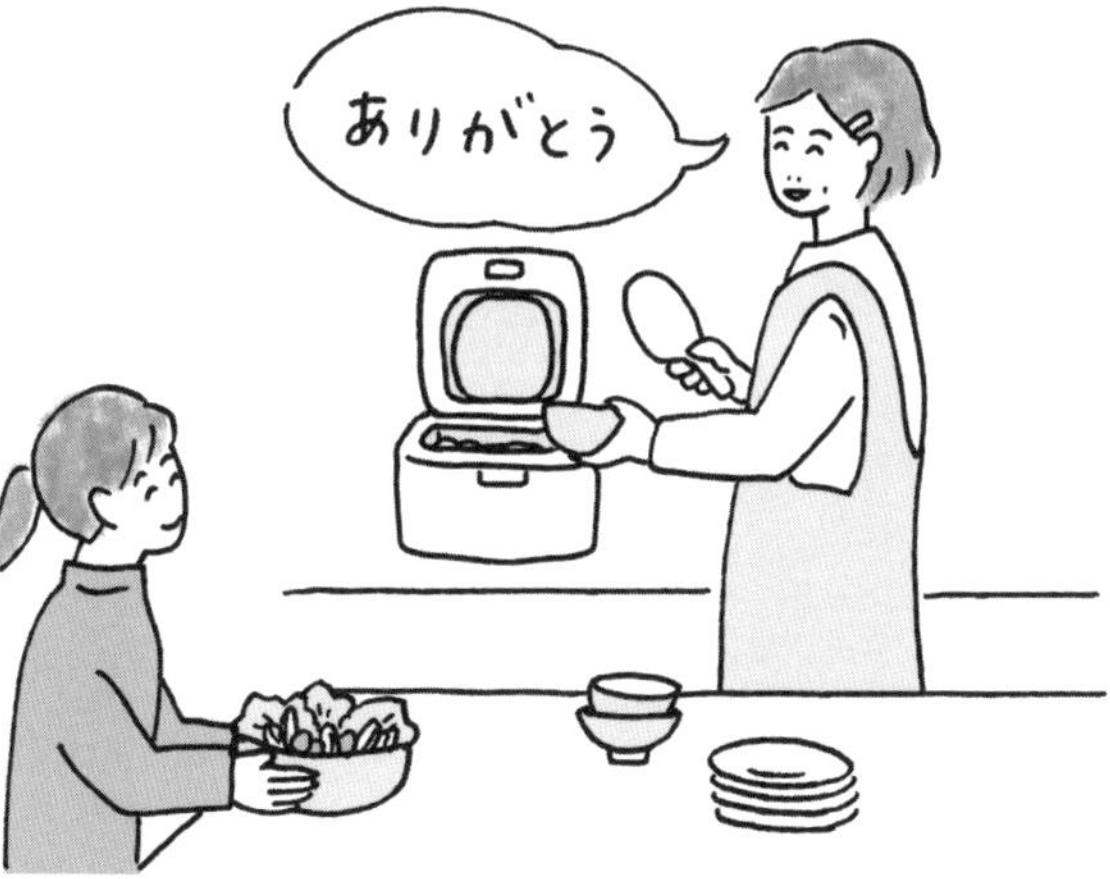

子どもが手伝ってくれたら、すぐにはっきりと声に出して伝える。
言いすぎて、不自然にならないようにする。

はあなたの味方だよ」ということを子どもに伝えてもらえればと思います。

▼子どものよいところに目を向ける

起立性調節障害のために学校に行けない状態が続いていると、親子ともどもマイナス思考に陥《おちい》りがちになります。

そんなときこそ、「ありがとう体験」をおすすめしたいと思います。どんな人でも、誰かに「ありがとう」と言われたり、自ら「ありがとう」と言えたりしたとき、きっと心のなかを温かい風が吹き抜けて、そんな自分がなんだか嬉しくなり、そこは素敵な居場所になります。
午後から体調が回復して活動できる状態なら、子どもに家事のお手伝いをやってもらうのもいいでしょう。夕食の準備などを手伝ってくれたら、心から「ありがとう」と言ってほしいのです。これによって、**著しく低下した自尊感情が少しずつ上向きになり、力がわいてきます。**

私は、子育てにあたって「**よかったことノート**」をつけることをお母さん方にすすめることがあります。幼児の場合、子どもと密着して暮らしていれば、どうしても悪いところが目について、心配ばかりが募《つの》るかもしれません。

そこで、ノートを1冊用意して、その日、子どもに起こった出来事や子どもがやったこと、言ったことで「よかった」と思ったことを見開きで1日分として、例えば左ページに子ども、右ページにお母さんが「今日は、どんなよかったことがあったかなぁ」とふたりで書いていけば（絵でもOK）、子育てに新しい発見があるかもしれません。なお、このノートには「困ったこと」「よくなかったこと」は書いてはいけません。あとで読み返したとき、まるで花が咲いているように「よかったこと」があふれているほうがよいからです。

問題の外在化

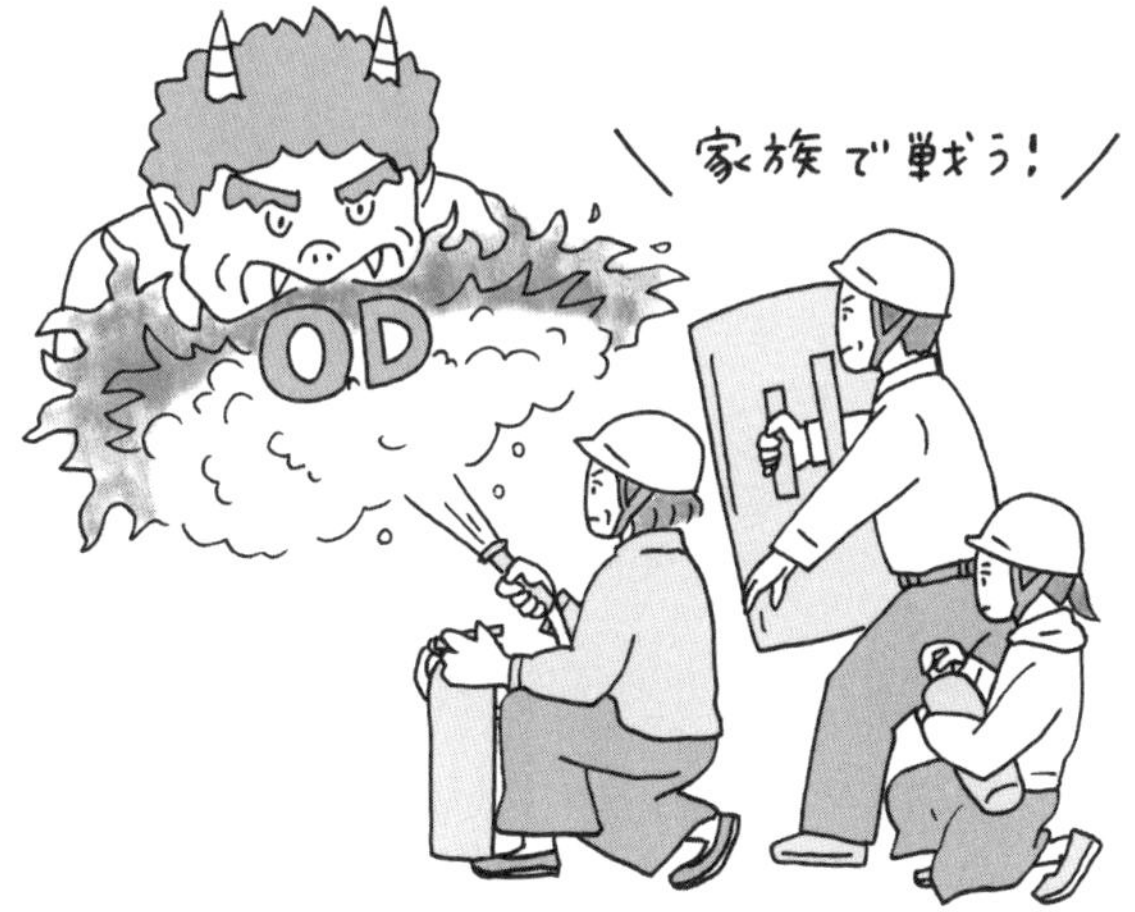

起立性調節障害を共通の敵と考えると、家族で結束しやすくなる。

思春期にもなると、一緒に書くことはないかもしれませんが、これと同じように、お母さんが「よかったことノート」をつけてみてはいかがでしょうか。今日は、こんなことが嬉しかった、こんなことを話してくれたなどなんでもいいでしょう。きっと、プラス思考になれるはずです。ノートを開けば、きっと我が子の素敵なところがたくさんつづってあって、温かい気持ちになることと思います。

▼悪いのは病気、子どもや家族は被害者

『おねしょまじんやっつけろ！』（高瀬義昌著・佼成出版社刊）という幼児向け

の絵本があります。ある男の子がおねしょがなかなか治らず、自分の努力が足りないのではないかと思うようになります。お母さんも心配して病院を受診したところ、おねしょをする子が悪いのではなく、おねしょは「おねしょまじん」の仕業《しわざ》だと小児科の先生が話します。その子はもちろん、家族を含めてみんなが被害者であることを伝え、みんなでその魔人をやっつけろ、といったストーリーです。

原因は子ども自身にあるのではなく、子どもの「外」にあるというわけですが、そのことを気づかせることを心理学では「**外在化**《がいざいか》」と呼んでいます。起立性調節障害においても、これと同じような捉えかたをすることができます。

病気になった子どもが悪いのではなく、起立性調節障害という病気が悪者で、子どもも家族も病気に苦しめられている被害者だと考えるのです。だから、手を取り合って病気と戦おうとなるわけです。遅刻は本人のせいでなく、起立性調節障害のせいなのです。この**外在化によって、子ども自身のプレッシャーが軽減され、保護者もあせりや不安から解放される**のではないでしょうか。

▼あせらず、あきらめず、愛情を注ぐ

お父さんやお母さんは、子どもが学校を休む状態が続いて、なかなか変わらずにいると不安になって、「なんとかしなければ」と思うものです。それで子どもが学校に行けるように、いろいろとアドバイスをしたくもなると思います。しかし、**子どものほうに行動を起こす意思がなければ、そんなアドバイスはかみ合わず、何を言っても無駄になってしまいます。**

人間が行動を変える場合、無関心期→関心期→準備期→実行期→維持期の5つのステージを通るという考えかたがあります。それぞれのステージは、下記のような時期です。

・無関心期：6カ月以内に行動を変えようと思っていない時期
・関心期：6カ月以内に行動を起こす意思がある時期
・準備期：1カ月以内に行動を起こす意思がある時期
・実行期：行動を起こしてから6カ月未満の時期
・維持期：行動を起こしてから6カ月以上の時期

この5つのステージは、子どもと保護者の今の気持ちがどのような段階にあって、そこにズレがないかを知る手掛かりになります。ズレがあれば修正して、かみ合った対応をしていく必要があります。

例えば、子どもが体の不調に苦しんで心が折れている時期は、学校に行きたくても、とても登校のことを考えることはできませんので、その点からは無関心期と捉えることができます。こんな時期は学校に行くためのアドバイスは心に届きません。まずはあせらずに、心と体をゆっくり休ませてあげることが大切です。

また、起立性調節障害は、自分ではコントロールできない自律神経の不調によって生じる病気であることを押さえ、関心があってもできることとできないことがあることも知っておくことが大切です。

ずっと休んでいるわけにいかないことは、子ども自身がいちばんよくわかっています。勉強のことや進学のことが、やはり気にかかっているのです。ですから、子どもは時間が経《た》って体の不調にも慣れてくれば、学校への関心を取り戻し、行動を起こす意思も少しずつわいてくるようになります。

そんなとき、子どもはお父さんやお母さんに、自分はどうしたいのかを話してくれることもあるでしょう。**お父さんやお母さんが具体的なアドバイスをするとしたら、本人の気持ちを聞いてからのほうが、うまく届けることができます。**

ただし、ちょっと事態が好転したからといって、どんどん上を目指させるアドバイスをするのは禁物です。現状を維持しつつ、少しずつ上に行けるように運ぶことが大切です。**あせらず、あきらめず、精いっぱいの愛情を子どもに注《そそ》いであげてください。**

そしてお父さん、お母さんは、子どもに進級や進学といったチャンスが到来したら、そのとき一歩を踏み出せるように、少しずつエネルギーを蓄えておくことを子どもに伝えてください。行動を起こしていくには、少しだけ頑張ることも大切です。

学校の先生にお願いしたいこと

▼学校と医師の連携で行なう対応

起立性調節障害の子どもに関して、「ただ怠《なま》けているだけ」「気持ちのもちかたで、そんな病気治るよ」と思っている場合、学校の先生は遅刻を叱《しか》ったり、朝起きられない子に1時間目からの登校を提案して励ましたりすることがあります。実は、それが子どもにとってプレッシャーになったり、心理的なストレスとなって、症状の悪化につながっていくこともあります。**学校の先生からの連絡や提案に答えられない自分はよくない生徒だと思うようになり、かえって気持ちが学校から遠のいてしまう**恐れがあります。この点からも、私は医師として、さらに学校との連携を図っていきたいと考えています。

学校現場での起立性調節障害への理解は、最近徐々に進んでいるようですが、まだ各学校や先生たちの間に差があると感じることもあります。

私は、学校や教育委員会から先生方にお話しする機会をいただくことがありますが、比較的多いのは養護教諭の先生を対象とした講演会です。なかには校長先生が起立性調節障害の取り組みを熱心に行われている学校もあり、担任の先生方にお話しすることもあります。このような機会をいただけることは、患者さんとそのご家族にとって、とてもありがたいことだと思い、私も改めて気合いを入れて時間の許す限り、大切なことをお伝えしようと講演会に臨《のぞ》みます。この病気への理解を深めていただくと同時に、学校との連携の大切さをお伝えしたりしています。

また、次のページにあるような「**診断書**」を発行し、**具体的な症状のほか、学校でどのようなことに注意していただきたいかといったことを詳しく記入して、担任、養護教諭、校長先生はじめ学校関係者の理解が得られるようにお願いしています。**

学校に提出する「診断書」の記入例

診　断　書

住　所　東京都○○区○○5丁目5番地6号
氏　名　○　○　　○　○　様
生年月日　20○○年○月○日、年齢 14 歳

病　名　起立性調節障害（サブタイプ：血管迷走神経性失神）

付　記

本患者さんは、朝の体調不良を認め、遅刻や欠席が増え、頭痛も続くため、かかりつけのクリニックから精査目的で当科に紹介受診となりました。

血液・尿検査、胸部X線検査、頭部MRI検査では異常は認めませんでしたが、新起立試験（起立性調節障害の検査）では、仰向けで10分間安静後の血圧が105/65mmHg、脈拍数65回/分でしたが、起立後6分で急に顔色が悪くなり、血圧は78/42mmHgと低下、脈拍数45回/分と低下し、目の前が暗くなり、立っていられなくなりました。この結果から「起立性調節障害」と診断し、サブタイプは「血管迷走神経性失神」と判定しました。

本症は中学生の約1割にみられ、立ちくらみなどで朝起きられなくなり、起きてもしばらく体調不良が続きます。一方、午後から夜は元気になることが多く、朝の体調不良は「サボり」や「怠け」と誤解されることがあります。

本人は「学校に行きたいのに行けない」状況が続いています。当科では、「朝パッと立ち上がらない」「じっと立ち続けない」「じっと座り続けない」「水分（1.5 〜 2.0リットル/日）や塩分（普段より2 〜 3g加える）を十分摂る」「自分の体調に合わせたリズムで過ごす」などの生活指導や、血圧を上げる薬を処方し、また、心理面のサポートも行なっています。

学校では、朝礼、体育の時間、合唱大会の練習などで立位が続いたり、「起立・礼」「階段を昇る」ことでも具合が悪くなり、場合によっては、失神することもあります。その際は、頭は平らにして仰向けに寝かせ足をあげて意識や顔色を確認してください（改善がない場合は救急車を要請）。

つきましては、学校生活において、ぜひ、先生方にご指導いただきたく、①立位の継続、②坐位から立位などの姿勢の変化などに際しては、ご留意いただければ幸いです。また、登校できる時間を本人や家族とご相談いただければありがたく、欠席した授業の勉強についてもご指導願えればと存じます。

ご不明の点などございましたら、ご連絡いただければありがたく存じます。

以上、ご指導のほど、何卒よろしくお願い申し上げます。

上記の通り診断いたします。

20○○年○月○日
東京都○○区○○1丁目2番地3号
○○○○病院小児科　○○ ○○

診断書には、体育の時間はその子の重症度に応じて適切に対処してほしいこと、朝礼や合唱の練習などで立ちっぱなしになるときは気分が悪くなったらすぐにイスに座るようにさせてほしいこと、などを記すこともあります。

また、その子の症状に合わせた対応をしていただけるよう、学校関係者のみなさまにさまざまな提案も行なっています。

例えば、遅刻して授業の途中に教室に入るのは子どもにとってかなり勇気のいることですが、そのために起立性調節障害の子どものために別室を用意してほしいこと、また、長期にわたって欠席した子どもに対して、課外の時間に補習などをしてほしいこと、あるいは、大事な試験の日は保健室に近い教室で試験を受けさせ、休み時間には横にならせてほしい、といったようなことです。教室への階段がきつい場合、エレベーターがあればその利用を含め、対策をお願いすることもあります。

また、**特にお願いしたいのは、授業で起立性調節障害を取り上げていただくことです。**生徒にも先生にも起立性調節障害についての理解を共有してもらいたいのです。保健体育の授業で養護教諭の先生がお話ししたり、朝礼で校長先生からお話ししていただいたり、ホームルームでみんなで話し合ったり、学校便りに掲載したり、可能なことから取り組みをお願いできればと思います。

近年、**「合理的配慮」**の取り組みが社会的に進んでいます。合理的配慮とは、障害のある人の権利が障害を持たない人よりも損《そこ》なわれないように、教育や就業などにおいて、障害のある人が平等に参加できるよう、その人に合った対応を検討する配慮のことです。この合理的配慮の提供が、2021年の障害者差別解消法の改正により、2024年4月からは国公立・私立を問わず学校でも義務化されることになりました。

起立性調節障害の子どもへの対応についても、今後ますます話し合う機会が増えて、その子に合った対応が検討され、心と体の「居場所」ができることを期待したいところです。

▼「カリスマティック・アダルト」になる

起立性調節障害の子どもにとって、学校などの集団のなかで自分をわかってくれる大人が周囲にいることは、とても大事なことのひとつです。**いつも見守ってくれている人がいて、本当に困ったときには、その人がひと肌脱いで対応してくれたら、これほど心強いことはありません。**大人の社会でも同じです。

このような、ある人を無条件で受け入れてくれる人、またはある人が全幅《ぜんぷく》の信頼を寄せられる人のことを、**「カリスマティック・アダルト」**と呼んでいます。これは、アメリカ・ハーバード大学の心理学者ロバート・ブルックスが提唱した概念です。

私は起立性調節障害の子どもをサポートするうえでも、カリスマティック・アダルトは重要な存在と考え、教育関係者の集まりなどで紹介しています。

「いじめ問題」に取り組む場合でも、「いじめは絶対に許さない」という、オーラが出ている、いざというときはちょっと厳しいかもしれないけど心から頼れる教師の存在が大きいものです。**私たち大人のそれぞれが、カリスマティック・アダルトになる気持ちが大事だと思います。**ただし、親はどのような状況でも母親のアタッチメントに基づき、一生子どもを守る絶対的味方であり、カリスマティック・アダルトとは別次元の超越した存在です。

▼勉強の遅れをフォローする方策

起立性調節障害で体調が悪く、長期に学校を欠席した場合、多くの子どもにとって、勉強の遅れは大きなネックになっています。実際、私が学校に通えていない子どもに

「勉強はどう？ やっている？」と質問すると、ほどんどは「**やっていません……**」と答えが返ってきます。さらに、「勉強のことは気になる？」と尋《たず》ねると、やはりほとんどは「**気になっている……**」と答えます。そして、「すでに何がなんだかわからなくなった」「ついていけない」「**何をすればよいのか、やりかたがわからない**」と言います。

こんなとき私は、「そのとおりだね。学校をお休みすれば、誰だってそうなるよ。でも、勉強のことが気になっているということはとてもいいと思う。どうしたらよいか一緒に考えてみようよ」と話しています。

勉強の遅れを取り戻すには、かなり高いハードルがあります。そんなとき、どうしたらいいのか？ 私は子どもたちに一案として、「中間テストや期末テストの試験問題をもらって、それを解いてみたらいいよ」と言います。なぜなら、定期試験にはその学期にやった大事なところが出題されているので、押さえどころのポイントがわかるからです。また、「本屋さんでいちばん薄い問題集を買って、それを繰り返しやってみるといいよ。厚いのはだめだよ」とも提案しています。

また、しばしば「英単語を1日ひとつ覚えてみよう」と提案します。「月曜から金曜日までひとつずつ覚え、前の日まで覚えた単語を確認しながら金曜日まで進み、土曜日は月～金曜日までの単語を改めて思い出してみよう！」と伝えます。そして、「お母さんやお父さんの誕生日は忘れないでしょう。どうしてかわかる？　それは繰り返し思い出しているからだよ」と話し、「英単語も繰り返し思い出すことで、一生忘れないと思うよ」と応援します。

勉強の遅れを取り戻すため、夜の時間に塾に通う、あるいは家庭教師を依頼している家庭もあります。**保護者が学校に相談したときに、その子の状況に応じた学校での支援のほか、各自治体や公共機関が行なっている適応指導教室をはじめとしたプログラムなど、さまざまな選択肢があることを話してくれる先生もいます。**子どもの様子を見て、教育のプロである先生から提案していただければ、子どもたちにとって嬉しく、とてもありがたいことです。

ある中学校では、校長先生が起立性調節障害の子どもに対して、「土曜日の午後に学校にいらっしゃい」といってくれ、校長室で自ら勉強を教えてくれたという例があり、私は頭が下がる思いで、その子に心から「本当によかったね！」と伝えました。ほかにも、一緒にプラモデルをつくってくれた校長先生もいました。

その子たちはきっと、学校の先生が自分のことを本当に大事にしてくれたと感じ、一生忘れない大切な思い出になったことと思います。

医師として大切にしている考えかた

▼「グッドマークシステム」で見守る

起立性調節障害の経過は長く、症状の改善に時間がかかることが多く、起きる時間を決めたり、勉強のプランを立てても、それがなかなかうまく進みません。そして周囲からは、できていないことを指摘されたり、注意されたりすることもしばしばです。マイナス面ばかりを言われ続ければ、誰でも気分は落ち込み、やけになることもあるでしょう。

私は外来診療でご家族と話すとき、「**うまくいっていないことも多いけれど、お子さんには必ずプラス面があるので、ぜひ、そこに改めて目を向けてみてください**」と伝えています。子どもにはたくさんの素敵なよいところがあるはずで、それを再認識することによって、ご家族の心も少し穏《おだ》やかになるのではないでしょうか。

これが、たとえ困った点や課題を指摘（「バッドマークシステム」）しても、必ずよい点を見つけて評価して褒《ほ》める「グッドマークシステム」という手法（東京慈恵会医科大学の元教授である前川喜平先生が、乳幼児健診の解説書で指南）です。

そして、診察室でよくかける言葉があります。困ったことがあれば、「人生、山あり、谷あり」、少しずつでも頑張っている様子をみれば、「ちりも積もれば山となる」です。さらには、「先生も長年生きてきたけど、人生なるようにしかならないこともあるよ」と言うこともあります。決してあきらめようということではなく、今を受け入れることも大切であるという意味で伝えます。そんな唐突な言葉に子どもやご両親はニヤッとします。起立性調節障害を発症したことを、くよくよ考えても前には進めません。だったら、人生悪いことがあれば、いいこともきっとあるさ、と考えて日々を過ごしたほうがよほど建設的です。

さらに私は、日々小さなことを積み重ねていけば、それが将来きっと花開くと信じて「**今できることをやろう。それができれば、今はそれでOKだよ！**」とエールを送ります。

▼お父さん、お母さん自身へのフォローも大切

子どもの症状が重く、本人が来院できなかったり、また本人が受診を希望していない場合など、お母さんだけが診察室に見えることもあります。診察室で、子どもの日常の様子などを話している途中で、はらはらと涙をこぼされるお母さんもいます。

「子どもをなんとかしてあげたいけれど、自分は何もできない」「自分の育てかたが悪かったのではないか？」「病院に連れてくるのが遅くなって、もしかしたら手遅れになってしまったのでは？」「こんなつらい病気の子どもを産んで我が子に申し訳ない」といった思いが募り、感情を抑えきれず、涙があふれるのでしょう。ときには、診察室で声を出して泣かれるお母さんもいます。長い間、子どもの起立性調節障害と向き合ってきて、心が折れかかっているのだと思います。

そのような場合私は、「今日、お母さんが病院に来てくださったことが本当にありがたいことで、お子さんを心から愛している証拠だと思います。これから一緒に考えて行きましょう」と伝え、お母さんへのフォローも考慮して診療にあたります。

一方、私はお父さんからもお母さんに、「**心の栄養**」をプレゼントしてほしいと思っ

ています。**ちょっとした感謝とねぎらいの言葉で、お母さんは少し息をつけるかもしれません。**このとき、花束などを一緒にプレゼントすれば、もっと喜ばれると思います（もちろん、お父さんのポケットマネーで……）。

また、お父さんには、ぜひこのページだけでも読んでほしいと思います。お父さんも、子どもの状況に戸惑い、ただただ心配したり、場合によっては受け入れられていないこともあるかもしれません。そのような場合は、子どもの外来診療に一緒に受診して医師から病状や経過、見通しなどを、ぜひお聞きいただければと思います。

私の外来診療には、ときにはお父さんだけがいらっしゃることもあります。日中仕事があるお父さんが来ることはなかなか難しいこともあるので、おいでいただいたことに感謝し、限られた時間でわかりやすくお話しできるように努めています。

病気のなかには、インフルエンザのように、診断や治療の流れが概ね決まっているものがあり、多くの場合、医師はその手順に従って治療を進めていくことになります。しかし、起立性調節障害はこれまでたびたびお話ししたとおり、重症度と実生活への影響はひとりひとり異なります。100人いたら100通りの経過があり、100通りの対応が必要になります。医師としては、子どもたちの個人差に配慮して各個人に最適な医療（「テーラーメイド医療」）を提供していく必要があります。その実現には、**治療する側とされる側の信頼関係が絶対に不可欠となります。**私は、その子にとって少しでもよい方向に進むことができるよう、子どもはもちろん、親の味方でもありたいと考えています。

▼「好きなこと」を見つけて、未来へのエネルギーを培《つちか》う

起立性調節障害にかかった子どもは、自分は果たしてちゃんと進級・進学できるのか？ 就職できるのか？ 少なからず不安を覚えていると思います。自分の未来に危機を感じてとても心細くなっていることと思います。重症で長年にわたってつらい思いが続いたら、なおさら自分の未来が見えなくなり気持ちも後ろ向きになっているかもしれません。

そのような子どもには、私は「**好きなこと、何かある？**」と質問します。

前述の「ゴールデンタイム」のところでご説明しましたが、**中学・高校時代に好きなことを見つけて、それを継続して頑張っていくことが、自分なりのペースや生活をつくるうえでも助けになってくれます。**それは未来へのエネルギーにもなるはずです。

私の友人に上岡敏之氏という指揮者がいます。どちらかというと人見知りで、おとなしめだった彼は、幼いときにお父さんが買ってくれた中古のピアノを友だちのようにして育ちました。私は彼と高校の同じクラスで出会い、同じ合唱部に入り、一緒に歌ったり、音楽の話をしたりしては彼の素晴らしさに圧倒されていました。

彼はピアノの腕は超プロ級で、私は彼は将来ピアニストになるのだろうと思っていました。しかし、彼の才能はピアノのみとどまらず、東京藝術大学音楽学部の指揮科の狭き門に進みました。順風満帆《じゅんぷうまんぱん》の道を歩むと思っていましたが、卒業後、すぐに音楽の道に進むチャンスを得られず、しばらくしてからドイツの音楽大学に留学できることになりました。はじめは、オペラ歌手が練習するときのピアノ伴奏などをしていましたが、ある交響楽団の指揮者が体調不良となり、代役を任されたところ絶賛され、そこから彼の道に少しずつ花が開いていきました。ドイツのザールブリュッケン音楽大学の指揮科の正教授になり、ドイツの地方都市の交響楽団の音楽総監督に就任し、多くの団員をまとめるマエストロになったのです。2016年から2021年まで、新日本フィルハーモニー交響楽団の音楽監督にも就任し、現在はデンマークのコペンハーゲン・フィルの首席指揮者として活躍しています。

彼は大変な苦労を重ねてきましたが、音楽に対する厳しい姿勢を貫《つらぬ》く一方、指揮をするときはひとりひとりの団員の心に届く指導をしていると私は確信しています。彼をひと言で言うと「にじみ出るやさしさと秘めたる根性」をもつ人です。

あるとき、私はそんな彼に子どもたちへのメッセージをお願いしたところ、こんなコメントをもらうことができましたのでご紹介します。

「**好きなことを見つけて、それを継続してほしい。そして努力して少しでも上達するよう頑張ることが大事だと思う。それはとても強い力になるだろうし、何か困ったときに必ず助けてくれると思う**」

上岡氏は起立性調節障害ではありませんが、彼自身、幾度もつまずき、ときにはつらい思いをしながらも、音楽ひと筋に取り組んでいった結果、「たくさん大変なこともあるけど、ピアノを頑張ったことに助けられた」という境地に達したのではないかと思います。

私はしばしば学校をお休みしている子どもに彼の話をしますが、子どもたちからは、「イラストを描いてみる」「ギターをはじめました」「料理にチャレンジしてみる」「パソコンのプログラミングをやってみる」などと少し明るい顔で話してくれます。それは、まさに自分のもっている力を引き出すエンパワーメントにつながり、起立性調節障害がよくなってきたときの大きなエネルギーになることと思います。

私が小学校4年生のときの担任の岡野栄二先生は、はじめて教室に入ったとき「頑張ることが自信をつける」「忍耐は苦く、その実は甘し」と黒板に書かれました。その恩師の言葉を改めて思い出しています。

付章

こんなときはどうするの⁉
起立性調節障害Q&A

Q 薬の効き目が実感できないときは、やめてもいいのでしょうか?

A 服用を中止する選択肢もありますが、自己判断は避けてほしいです。もし中止したら医師に伝えてください。

私は薬を処方する際には、その効果と副作用、そしてなぜこれを服用するのかという薬の必要性について説明することにしています。薬を服用する本人が不安に思う薬は、私は基本的にはおすすめしません。そして本人(あるいは保護者)が少しでも不安があれば質問して、納得したうえで服用するか、しないかを選ぶことが大事です。治療方針の決定について、患者さん自身が積極的に参加し、その決定に沿って治療を受けることを「アドヒアランス」といいますが、もし、薬を服用する子ども(あるいは保護者)が服用しない選択をしたときは、私は別の方法を考えます。

医師は子どもの症状の改善のために薬を処方するわけですから、果たしてその薬が効いているか否かは、最も確認したいところです。ある期間、薬を服用して効果が実感できない場合には、一度、処方医に相談することが大事だと思います。

ミドドリン錠を1回服用したときの血中濃度の推移

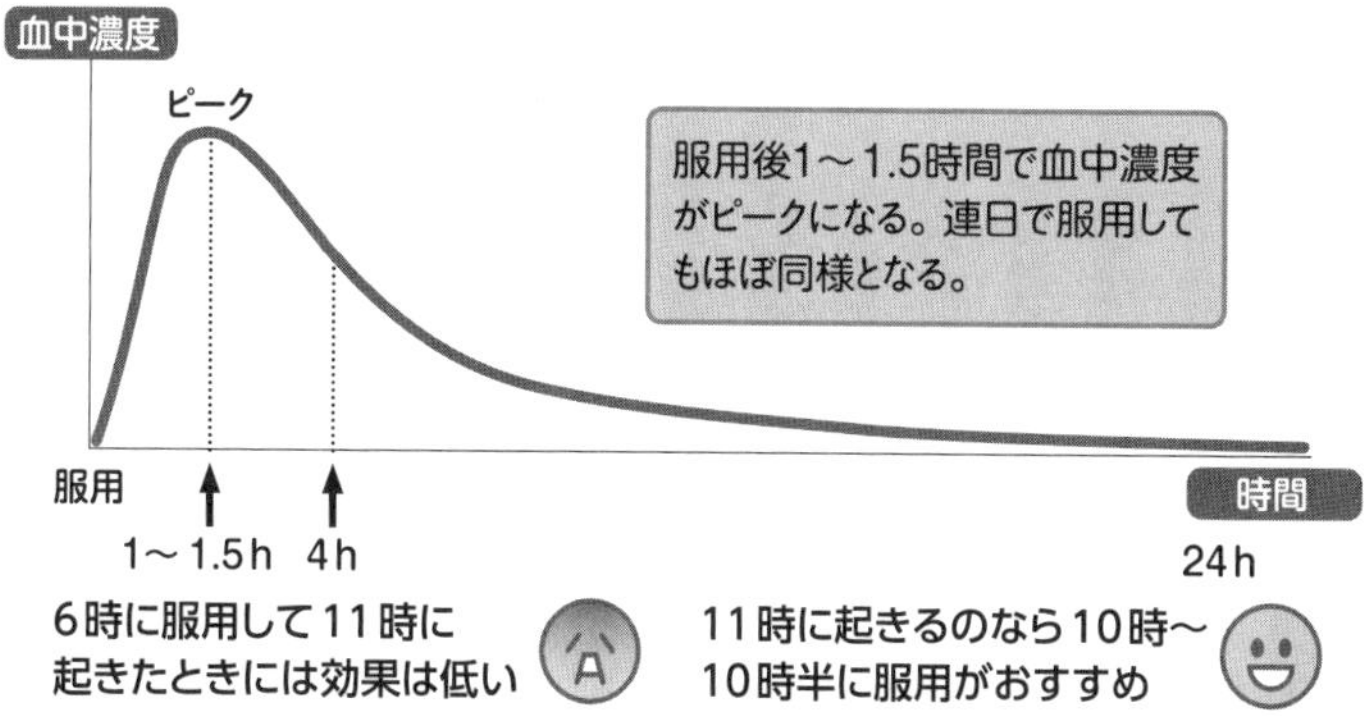
血中濃度
ピーク
服用後1～1.5時間で血中濃度がピークになる。連日で服用してもほぼ同様となる。
服用
1～1.5h
4h
時間
24h
6時に服用して11時に起きたときには効果は低い
11時に起きるのなら10時～10時半に服用がおすすめ

ミドドリン錠は、起きる時間を決め、その30分～1時間前に服用する。薬が効いて調子がよくなってきたら、1～2週間間隔で起きる時間を少しずつ（15～30分）早くしていく。

効果がないと、疑心暗鬼《ぎしんあんき》になって服用し続けることはある意味ストレスになりますし、継続する意欲にも影響します。たとえ頑張って毎日服用しても、症状の改善にはなかなかつながらないこともありますので、処方医と相談のうえ、薬を休止してもよいでしょう。もし、やめたことで体調が悪くなり、薬が効いていたかもしれないと思ったら、再開すればいいのです。よく説明を受けて、わからない点はぜひ、処方医に相談してください。

また、服用のタイミングも大切です。例えば、ミドドリン（メトリジン®）錠は、血管を収縮させて血圧を上げる薬ですが、グラフにあるように服用後1～1・5時間で血中濃度がピークになり、効果が出てくるようにつくられています。

私は、ミドドリンは、朝起きようとする時間の30分から1時間くらい前に服用することをすすめています。そうすることで体を起こす頃にミドドリンの効果が期待できるからです。しばしば、朝6時頃にお母さんが子どもの口に入れてくれるものの、実際に起きるのは11時過ぎになる、ということも聞きますが、服用後、数時間過ぎると血中濃度は低下するため、これでは十分な効果を引き出せません。

また薬には、急にやめてはいけないものや、毎日飲むことで効果があるものもありますので、自己判断で服用を中止する前に、ぜひ処方医に相談してください。

Q カウンセリングをすすめられました。体調回復に必要なのか疑問なのですが？

A 子どもが次の一歩を踏み出すためにも、保護者のメンタルフォローにもつながることもあり、カウンセリングはおすすめです。

心理療法にはさまざまな技法がありますが、その基本的位置づけにあるのが、カウンセリングです。私は、ふたつの視点からカウンセリングは有用だと思っています。

ひとつ目は、子どものメンタルフォローです。カウンセリングでは、子どもにたんにやさしい言葉をかけたり、「今のままでいいんだよ」と声をかけたりするだけではありません。次の一歩（無理せず半歩でもＯＫ！）を踏み出すための、ある種の叱咤激励《しったげきれい》を行なうこともあり、これは大切な役割となってくるのです。

もうひとつ、保護者の方のメンタルフォローとしても、カウンセリングは有用だと考えます。私は、ときには起立性調節障害を発症した子どもより、お父さん、お母さんのほうが心配になることがあります。そのようなときは、保護者を支えるサポーターが必要だと強く感じます。カウンセリングで悩みなどを話して、わかってもらえるだけで、気持ちがラクになることも少なくありません。

主治医から臨床心理士や公認心理師などのカウンセリングをすすめられたら、子どもには「あなたの心が疲れているようなので、心の健康面について専門の先生に相談してみようね」とあらかじめ話しておくことも必要です。いきなりカウンセリングに連れていくのはよくありません。特に思春期以降では、本人の気持ちを尊重し、同意を得ることが大切です。

Q 鍼灸やカイロプラクティック、サプリメントなどの代替医療について、先生のお考えをお聞かせください。

A 身体的な症状改善には有効な手段になり得ますし、その他のメリット(心の居場所)があることもあります。

鍼灸《しんきゅう》やカイロプラクティックは、こわばった体をほぐし、「冷え」などの改善につながることもあります。病院まで遠方のため、ふだんは家の近くの鍼灸院での治療をすすめ、改善した子がいます。施術《せじゅつ》を受けながら、鍼灸治療そのものの効果とともに、実は鍼灸院の先生とのコミュニケーションが功を奏し、本人もとてもリラックスして安心感を得られる場所・時間となり、起立性調節障害の改善に役立ったのだと思います。興味をもたれた方は試しに通ってみて、効果があれば続けるのもよいかもしれません。

サプリメントや健康食品に関しては、製品によっては科学的なエビデンスがなく治療効果が不確かなものがあります。なかには藁をもつかむ思いで困っている患者さんに購入させ、高額料金を請求するものもあり、十分に注意が必要です。

インターネットでは、あたかも起立性調節障害が治るような製品の宣伝広告が見られます。製品を使った人が「症状がよくなったった」と語る文言が載っていることもあります。しかし、これは多くの人に効果があるという意味ではありません。100人使って数人がよくなった製品で、その数人の言葉かもしれません。また、製品のおかげではなく自然によくなったのかもしれません。気になる情報があっても、批判的に吟味《ぎんみ》し、鵜呑《うの》みにしてはなりません。

212ページで紹介している「まつかぜブログ」というインターネットブログは、「起立性調節障害香川の会」の医療関係者が作成しているブログですが、このなかの「標準治療・・・」というテーマでまとめられている記事は参考になります。ぜひ、読んでみてほしいと思います。

具体的に気になる製品があったら、詳しくは主治医に相談されることをおすすめします。

Q 子どもに頑張ってほしいとき、エールを送る方法があったら教えてください。

A 頑張れそうなことを見つけて、それが継続できるレールを敷いてあげることが大事だと思います。

起立性調節障害によって体調が悪いときに、いくら「頑張れ」と言っても、言われた本人はまったく力が出ません。例えば、午前中の体育の時間に、いきなり1000メートル走れというようなもので、体調不良の起立性調節障害の子どもに無理難題をもちかけるのは、絶対に避けなければなりません。しかし、いつもそれでは子どもは前に進めません。どこかでは「頑張れ」というメッセージは送らなければならないわけで、そのためには頑張れることを子どもと一緒に見つけて、それが継続できるレールを敷いてあげるのが、お父さん、お母さんの大きな役割になってくると思います。「ケース5」（31ページ）で記した「腹筋」も、まさに「頑張れ」のスタイルだと思います。

本人がどんなことができそうなのかを自分で考え、実行していくことが大事なポイントで、それができたとき、一緒に喜び（万歳などで！）、評価してあげることが大切です。

Q まったく知識がなくて、子どものつらさに気づいてあげることができませんでした。そんな自分をどうしても責めてしまいます。

A 自身を責めることはまったくありません。今こうして、この病気について知ろうとしていることで十分だと思います。

率直にいうと、今、起立性調節障害の診療を専門にしている医師も、医学部に入る前からこの病気を知っていた人は少ないはずです。中学生などで発症率が高いわりには、認知度の低い病気ですから、お母さんは自分を責める必要はまったくありません。

子どもの体調の変化に気づいても、それが起立性調節障害という病気だとわからず、病院を受診するのに時間がかかったとしても、多くのお母さんが同じような経験をされていますから、「自分だけ見逃してしまった」「手遅れだった」などと悩むこともまったくありません。今こうして、病気を理解しようとしていることで十分だと思います。本当にお子さんを愛しているからこんな対応ができているわけで、お子さんはとっても嬉しく思っているのではないでしょうか。

そこでひとつ付け加えて、お伝えしたいことがあります。それは、子どもはお母さんのことを本当によく見ているということです。起立性調節障害の子どもで、本人がつらいのに、つらそうにしているお母さんのことを心から心配している子どももいるのです。診察室で本人だけと話しているとき、「お母さん、大丈夫かなあ」と、ぽつりと話してくれることがあり、アタッチメントを強く感じます。

お子さんとふたりで、何か笑ってできることを見つけてください。親子でそういう時間を過ごすことが、どんな治療よりも最高の効果を引き出す可能性を秘めています。

Q 共働きの家庭ですが、母親として中学生の息子へどう対応したらいいでしょうか?

A お母さんにとって、子どもが大切な存在であることを言葉で表現しましょう。

それぞれのご家庭で事情があるでしょうから、子どもが起立性調節障害を発症したからといって、お母さんが仕事をやめてしまうことは難しいことが多いと思われます。そこで、現実的な対応を考えてみたいと思います。

朝、子どもが起きられずにまだ寝ているとき、出勤しなければならないケースが多いでしょうから、そんなときは部屋のカーテンを開けて朝日を入れ、「○○時だよ」とひと声かけて、ミドドリンなど服用する薬があれば、それを飲ませてから出かけるのもよいでしょう。職場に出勤してからは、定期的に電話を入れて様子を見ることもよいかもしれません（ただし、原則として事前に本人に了解を得ておくことが大事です）。

子どもによっては、お母さんに仕事をやめてほしいと思っている子もいます。「自分はほったらかしにされているのでは？」と感じて、さびしくて不安になっているのかもしれません。そんな子どもに対して、「あなたは私にとって大切な存在なんだ」ということをしっかりと伝えていく必要があります。とはいっても、心のなかでいくら思っていても、思いは伝わりません。照れくさいかもしれませんが、口に出してはっきりと伝えてあげることが大事です。

また、いっしょにいられる時間はできるだけ寄り添って、話を聞いてあげることも子どもにとっては嬉しいことです。そんなときは第5章で紹介した「よかったことノート」をつけてみるのもいいでしょう。子どもとコミュニケーションをとりながら、その日あったよかったこと、嬉しかったことなどをノートに書いていくのです。また、親子で一緒に楽しめる趣味や目標などを見つけて、親子のコミュニケーションを図っていくのもいいでしよう。

Q 朝は起きないのに、夜は元気なのが納得できません。父親として子どもにどう接したらいいのでしょうか？

A まずは、起立性調節障害という病気を改めて確認していただき、可能であれば、大切なお子さんの病状について主治医から説明を受け、相談してみてください。

朝起きてこられないのに、夜帰ってくるとテレビを見ながら笑っている子どもを見ていると、病気とはとても信じられないと思うのは、無理もないかもしれません。

そんな疑問をもつお父さんが、私の外来診療にも来院されます。そんなときは、起立性調節障害がどのような病気かを説明すると同時に、お子さんの新起立試験での血圧や脈拍や症状の変化などを見ていただきながら、今、そしてこれからどのようなことが必要かお伝えしています。

例えば、新起立試験で立ち上がったときに、こんなに血圧が下がってしまったという客観的なデータを見れば、最初は「気持ちのもちかたで、朝起きられるのではないか」「うちの子は甘やかして育てたので、根性が足りないのではないか」などとおっしゃっていたお父さんにも、ご理解いただけることが多いのです。

私は、わざわざ病院に足を運んできていただいたお父さんには、「本当にお子さんに愛情をかけているから、こうして、今ここにいらっしゃるのですね」と敬意を表し、子どもの病気が心配なのは当然なんだということをお話しするようにしています。

また、お子さんは朝起きることができず、学校に行けない自分を決してよしとはしていないこと、今の状況をなんとかしたいと考えていることを、お父さんにご理解いただき、小さなことでもいいので、何かできたらぜひとも評価してほしいとお願いしています。とはいえ、いつも子どもと一緒にいないお父さんにとって、我が子の起立性調節障害という病気を理解するのはなかなか難しいことです。気になることやわからないことがあれば、ぜひ、お子さんの主治医にご相談されることをおすすめします。

また、地域で開催される起立性調節障害の講演会や巻末（211ページ）にも記した「患者支援団体」の会などに参加してみるのも一案です。

おわりに

この春、大学3年生になる起立性調節障害の患者さんの言葉です。

「中学生のとき、突然、何をするにも体がついていかなくなり、頑張ることも難しく、診断もつかず、休むことに罪悪感を感じ、未来のことが心配すぎて《今》の自分を大切にできませんでした」。さらに、同じような状況に苦しんでいる人へのメッセージとしてこう話してくれました。「でも、勇気をもって立ち止まることができたら、それだけで素晴らしいことだと思います。そして、そのときそのときの《今》の自分を好きでいてほしいと思います。周りと比べる必要はなく、自分にぴったりの方法で工夫しながら《今》を楽しく過ごしていくことが大切だと思います。きっと思い描く未来が開けることと思います」。

自身の経験から得られたとても含蓄《がんちく》ある言葉だと思います。この患者さんは長年にわたり周囲の理解を得られず、心身ともにつらく苦労する日もあったそうですが、それでも、自分のやりたいことを見つけ、少しずつ前に進むことができたそうです。

「《今》の自分を好き」になることは、低下した自己肯定感の回復につながるうえでも、大切なことだと改めて思いました。

起立性調節障害は見ただけではわかりにくい点でも、とても厄介な疾患です。子どもにとって、学校に行きたくても行けなくなることは、究極の一大事です。同世代の友だちと話す日常がなくなることは本当につらいと思います。

ご家族はもちろん、学校の先生をはじめ、周囲の大人たちはそのつらさを知り、ひとりひとりに寄り添い、ぜひ、「あせらず、あきらめず、愛情を注ぐ」スピリッツで味方になっていただければと思います。そして、子どもたちに心身の「居場所」ができることを切に願っています。また、子どものみならず、突然の出来事に戸惑うご家族を医療機関と学校や社会が連携してサポートすることも必要不可欠だと思っています。

本書では、起立性調節障害の経過を追ううえで、家庭や学校における基本的な対処法、さらにはデコンディショニングや学習性無力感などについてもまとめました。ぜひ、テーラーメイドで活用していただければと思います。

最後になりましたが、本書の発刊にあたり、風土文化社の中尾道明氏、徳間書店の安田宣朗氏に大変お世話になりましたことを心より御礼申し上げます。

2024年3月

田中大介

巻末資料

起立性調節障害に関する情報サイトのご紹介

学会・サポートサイト

起立性調節障害治療について、より深く正しい理解を広めている、代表的な3つのサイトをご紹介します。

★「日本小児心身医学会」

トップページ：https://www.jisinsin.jp/

起立性調節障害の解説ページ：

https://www.jisinsin.jp/general/detail/detail_01/

＊起立性調節障害のほか、小児の心身症の総論をはじめ、各論として過敏性腸症候群、慢性頭痛、不登校の早期対応、いじめ問題への対応などについても記されています。

★「日本小児科医会」

トップページ：https://www.jpa-web.org/

「子どもの心」相談医一覧：

https://www.jpeda.or.jp/cgi/web/index.cgi?c=member-counseling_list

＊「子どもの心相談医」がいる全国の医療機関が紹介されています。受診の際は、事前に、相談したい内容や予約の有無などを問い合わせるとよいでしょう。

★「起立性調節障害Support Group」

トップページ：https://www.od-support.com/

＊OD低血圧クリニック田中の院長である田中英高先生監修の必見サイトです。病態から治療、対応法、最新情報まで詳しく記されています。

患者支援団体

多くの団体がありますが、いくつかおすすめの団体を紹介します。
交流会、勉強会、講演会などに参加できます。

★「NPO起立性調節障害ピアネットAlice」
トップページ：https://pianetalice.mogmog.co/
*神戸を拠点に全国にネットワークをもつ会です。種々の情報の正しい選択のために、勉強会を繰り返し知識を深め、そして多くの患者さんとご家族の心からの支えになっています。

★「起立性調節障害（OD）家族の会~Snow~」
トップページ：
https://www4.hp-ez.com/hp/yukkuriikou-snow/page1/
*大阪を拠点に活動する会です。患者さんの自らの体験談をまとめた刊行物を定期的に発刊しています。関西地区の専門医と連携して活動している点も大変心強いです。

★「起立性調節障害の子どもたちの会」
トップページ：https://foryourselfwithod.wixsite.com/site/
*起立性調節障害で学校になかなか通えない中学生が立ち上げた会です。起立性調節障害の子ども同士がインターネットでつながったり、実際に会って話したり、種々のイベントも開催しています。地元の横浜市からも積極的な応援を受けています。芽を出したばかりですが、ゆっくり育ってほしいです。

★「#つながる朝顔プロジェクト 起立性調節障害家族支援」
トップページ：https://ameblo.jp/asagao-sakasou/
*起立性調節障害のお子さんをもつお母さん達が立ち上げた会です。トレードマークは朝顔で、おしゃべり会を開いたり、勉強会を企画したり、まんがチラシ「起立性調節障害ってなーに?」をつくったり、そして朝顔の種を多くの子どもたちに配る活動をしています。心温まる会です。

★「KJ起立性調節障害オンラインコミュニケーション」

トップページ：https://kj2021.amebaownd.com

＊コロナ禍の2022年に生まれた会。まだ対面での集まりが難しいなか、少しでもコミュニケーションの場を広げることを目指し、オンラインでの交流会、セミナー、アンケートに取り組んでいます。最近は定期的に対面の集いが開催されています。スタッフのみなさんの熱い思いと冷静さと実行力に感服する限りです。

★「起立性調節障害（OD）埼玉親の会」

トップページ：https://ameblo.jp/odsaitamaoyanokai/

＊定期的に懇談会が開かれ、専門家を招いての勉強会や起立性調節障害を経験した方の体験談などを聞く機会もあります。特筆すべきは、フラダンスやヨガストレッチなども取り入れていて（希望者が参加）、保護者がリラックスできる企画があるところです。より交流が深まり、心が癒やされるひとときになるのではないかと思います。

その他

起立性調節障害に関するブログや映画、
さらに高校進学で参考になるサイトをご紹介します。

★「まつかぜブログ ～子供が起立性調節障害です 時に医療者視点～」

トップページ：https://ameblo.jp/benet57/

＊我が子の起立性調節障害の治療のため、さまざまな情報を探ってきた方が、医療者である自身の視点から吟味し、いかに疑わしい情報が氾濫しているかを指摘しています。落とし穴に落ちないよう、ぜひ一読してほしいサイトです。

★「非理想人生　―起立性調節障害を克服した大学生のブログ―」

トップページ：https://ameblo.jp/suk-0130/

＊起立性調節障害が要因で通信制高校へ進学する道を選んだ方が書かれたブログです。通信制高校への進学が決まったとき、表情は

眈々としていても心のなかでは、「大学進学はもうあきらめなければ……」と思ったそうです。さまざまな葛藤の末、通信制高校に決めたのだと思います。通信制高校はそのとき「非理想人生」と感じたものの、入学後は自分のペースで過ごせ、「理想人生」になり、大学に合格できました。周囲の大人は、このような子どもの思いを知っておきたいところです。

★映画『今日も、明日も、負け犬』

公式ホームページ：

https://makeinu.dog/kyoumoashitamomakeinu/

＊起立性調節障害にかかった高校生が自ら監督になって制作した映画です。永遠のバイブルとして受け継がれていく逸品だと思います。まさに真実を伝え、そのつらさ、苦労、そして周囲の仲間の温かさ、生活上のアドバイスを知ることができます。高校生のひたむきな思い、友情、そして情熱とやさしさを感じずにはいられません。

★「学びリンク」株式会社

トップページ：https://manabilink.co.jp/

＊情熱のかたまりともいえる山口教雄社長が築いた通信制高校専門出版社のサイトです。起立性調節障害で高校受検に悩む子どもたちにとって必見の情報サイトになっています。特に、数十校の定時制や通信制高校のスタッフの方々が一同に集う「合同相談会」はおすすめです。また、高校の仕組みについての講演会など、種々の相談会もあります。関東地区から始まった活動ですが、今や全国に展開し、多くの起立性調節障害の子どもたちとご家族の心強い支えになっています。

まとめ&索引

起立性調節障害と向き合ううえで心に留めておきたい大切なこと

～ Messages to Keep in Our Minds ～

病気の正しい理解

・起立性調節障害は、決して稀な疾患ではない。継続的な啓発と広い理解が必要。 【→第1章、第2章】

・医師による診断を受け、サブタイプを知り、対応策を図ることが大切。 【→第3章】

・起立性調節障害は見ただけではわかりにくいため誤解されやすい。そのために多くの子どもがつらい経験をしている。 【→第4章】

・子どもは自分を責めている場合もある。病気を外在化することが大切。 【→P.175】

病気への正しい対処

・水分の摂取が大切（薬以上に効果があることもある）。可能な範囲で摂取をキープする。 【→P.153】

・デコンディショニングを知り、日頃からの活動量を確保することが大切。 【→P.104、158】

・高校在学中～卒業を目処に、症状が改善していくことが多いが、よくなってきてもアクセルとブレーキを使い分けることが大切。 【→P.91】

・季節や天候に合わせた生活が大切。梅雨前（5月）から台風が終わる頃（10月）など、低気圧の時期は症状に影響が出やすい。 【→P.101】

・入浴時、浴槽から出るとき、立って長くシャワーを浴びたり、入浴後に立って着替えているときは、立ちくらみが起こりやすいので要注意。 【→P.151】

・子どもには次のステージに向けて、水分摂取、体力キープ、可能なら学力の貯金など、エネルギーを蓄えておいてほしい。 【→第1章、P.86、165、191】

周囲の正しいフォロー

・子どもには、今できないことは保留し、今できることを継続し、「今の自分はOK!」と思って過ごしてほしい。そして、周囲からもOKサインを出すことが、その子の自尊感情の回復につながる。 【→P.20、162】

・学習性無力感を踏まえたフォローが必要不可欠。 【→P.110】

・子どもは、実は自分のことをよく知っている。心配でも過度な介入には要注意。 【→P.117、132、176】

・子どもだけでなく保護者（特に母親）も自分を責めたり、やり場のない不安や、周囲との軋轢を経験している。そのつらさに共感を。 【→P.189、203】

・母親と子どもの「見えないへその緒（アタッチメント）」に気づく。 【→P.170】

・起立性調節障害の専門外来はまだ少ない。子どもには、親身に相談にのってくれる医師や医療関係者、学校関係者。周囲の大人との出会いが重要。親の会などにもぜひ参加してほしい。 【→P.31、137、138、169】

・中学卒業後の医療フォロー体制もまだ不十分。医療機関のみでは難しく、学校や地域と連携することが必要不可欠。 【→P.179】

・カリスマティック・アダルトの存在が絶対的に必要。 【→P.183】

・子どもの素敵な未来のために、周囲には、「あせらず、あきらめず、愛情を注ぐ」スピリットでぜひとも味方になっていただきたい。 【→P.17、176】

通学や学業へのフォロー

・子どもには、自分の体調に合わせた時間割、ライフスタイルを見つけてもらい、中学・高校生活をぜひエンジョイしてほしい。 【→P.121、162】

・学校に通えていない状況では、ほとんどの子どもが勉強で困っている。学校関係者には、ぜひその子に合った指導をお願いしたい。 【→P.184】

・目標設定は、またげるハードル設定から。 【→P.166】

・学校の授業で、起立性調節障害を取り上げてほしい。 【→P.114】

・できれば中学に午後から始まるクラスをつくってほしい。 【→P.116】

・学校に通えていない場合は、フリースクールや地域のサークル（土日のサッカーや野球、ダンス、音楽活動など）に参加し、同世代の仲間をつくることもおすすめ。 【→P.31、165】

著者／田中大介（たなか・だいすけ）

東京都生まれ。1990年、昭和大学医学部を卒業し、昭和大学小児科に入局。95年、医学博士号を取得。昭和大学病院NICU、昭和大学附属豊洲病院小児科などを経て、現在は、昭和大学保健管理センター所長・教授、昭和大学病院小児科教授。昭和大学病院小児科や戸塚共立おとキッズクリニック小児科などにて、起立性調節障害をはじめ、小児期から青年期の子どもの診療や保護者への相談にあたっている。日本小児科学会指導医・専門医、日本肥満学会肥満症指導医・専門医。著書に『やさしくわかる子どもの起立性調節障害』（洋泉社）、『お母さんの悩みがなくなる「子育てナビ」』（マキノ出版）など、監修書に『起立性調節障害（OD）朝起きられない子どもの病気がわかる本』（講談社）がある。

スタッフ

カバーデザイン	若松 隆
本文デザイン＆DTP	井上 亮
本文イラスト	平のゆきこ
編集協力	風土文化社（中尾道明）

＊本書は、2016年8月に洋泉社より刊行された『やさしくわかる子どもの起立性調節障害』に、
大幅な加筆・修正を加えたリニューアル版です。

小児科医《しょうにかい》が伝《つた》えたい　起立性調節障害《きりつせいちょうせつしょうがい》　症状《しょうじょう》と治療《ちりょう》

初版第一刷　2024年3月31日

著　者：田中大介

発行者：小宮英行
発行所：株式会社 徳間書店
〒141-8202 東京都品川区上大崎3丁目1番1号目黒セントラルスクエア
電話　【編集】03-5403-4350／【販売】049-293-5521
振替　00140-0-44392
印刷・製本：広済堂ネクスト

ISBN978-4-19-865784-0